# 催引产：
# 理论与实践

主　编　贺　晶
副主编　李笑天　戴毅敏　陈　璐

ZHEJIANG UNIVERSITY PRESS
浙江大学出版社

**图书在版编目(CIP)数据**

催引产 : 理论与实践 / 贺晶主编. —杭州 : 浙江大学出版社,2021.11
ISBN 978-7-308-21648-7

Ⅰ. ①催… Ⅱ. ①贺… Ⅲ. ①催产②引产术 Ⅳ. ①R714.45②R719.3

中国版本图书馆 CIP 数据核字(2021)第 156624 号

**催引产:理论与实践**

主　编　贺　晶

副主编　李笑天　戴毅敏　陈　璐

责任编辑　张　鸽(zgzup@zju.edu.cn)　殷晓彤

责任校对　季　峥

封面设计　续设计—黄晓意

出版发行　浙江大学出版社
　　　　　(杭州市天目山路 148 号　邮政编码 310007)
　　　　　(网址:http://www.zjupress.com)

排　　版　杭州朝曦图文设计有限公司

印　　刷　浙江省邮电印刷股份有限公司

开　　本　710mm×1000mm　1/16

印　　张　14.25

字　　数　280 千

版 印 次　2021 年 11 月第 1 版　2021 年 11 月第 1 次印刷

书　　号　ISBN 978-7-308-21648-7

定　　价　168.00 元

# 《催引产:理论与实践》
# 编　委　会

**主　编**　贺　晶

**副主编**　李笑天　戴毅敏　陈　璐

**编　委**　（按姓氏拼音排序）

陈　璐　浙江大学医学院附属妇产科医院

戴毅敏　南京大学医学院附属鼓楼医院

顾　宁　南京大学医学院附属鼓楼医院

郭　方　复旦大学附属妇产科医院（上海市红房子
妇产科医院）

贺　晶　浙江大学医学院附属妇产科医院

李笑天　复旦大学附属妇产科医院（上海市红房子
妇产科医院）

屠思怡　浙江大学医学院附属妇产科医院

温　弘　浙江大学医学院附属妇产科医院

周　燕　南京大学医学院附属鼓楼医院

# Preface 前言

　　催引产技术是产科的一项重要基本技能,也是产科处理高危妊娠的常用手段之一。在临床实践中,从指征把握到时机选择,从设计方案到规范实践,从风险防范到失败补救,可以说每一次催引产的实施都是对产科医护团队的一次考验,产科基础与临床、重症产科、产科护理与助产、重症新生儿学、医学沟通学等多学科知识的融合贯穿其中。

　　催引产技术是一把"双刃剑",规范应用有助于促进自然分娩和降低剖宫产率;应用不当,则可能危害母儿健康,导致难产、中转剖宫产、宫腔感染、产后出血等母体并发症,亦增加胎儿窘迫、新生儿窒息等围产儿并发症,甚至可能诱发子宫破裂、羊水栓塞、失血性休克等极端并发症。近年来,国内外发表了不少有关催引产的指南和共识,但在临床工作中,一线产科工作者无暇系统梳理催引产技术的理论知识,面对不同医疗背景下制定的实践指导亦无从取舍。鉴于鲜有书籍单独论述催引产技术,及临床需要的迫切性,我们专门编写了《催引产:理论与实践》,围绕催引产技术的理论基础和实践要点展开讨论。

　　本书供具有一定临床工作经验的医师阅读和参考。全书围绕临床医生关注的问题展开,包括子宫各期的生理变化,催引产的生理基础,各种催引产方法的优势与弊端,催引产相关概念的要点与区别,一般情况催引产的适应证和禁忌证、时机和方法选择,每项技术的实施步骤和监测要点,高危妊娠催引产过程的管理要点与体会,以及如何落实催引产的安全管理等。除此之外,还增加了特别的两章,即"案例分析+点评"和"催引产100问"。"案例分析+点评"生动展现了催引产技术应用的成与败，借此加深临床医生对催引产的实际理解。"催引产100问"收集了一线产科工作者感兴趣或困惑的问题，以问与答的形式扼要阐述，增加了本书的趣味性。在撰写过程中，我们尽力使编写内容满足解决实际问题的需要，期望广大产科工作者通过阅读本书，加深对催引产技术的理解，继而牢固掌握催引产技术，为催引产的顺利实施保驾护航，为母儿安全贡献力量。

当然，由于时间仓促和篇幅所限，本书仍难以涵盖所有问题，部分观点为编者的经验介绍，恳请广大读者在阅读之际不吝赐教，对我们的工作予以批评指正，以期更好地为大家服务。

本书在编写过程中自始至终得到了复旦大学附属妇产科医院李笑天教授团队、南京大学医学院附属鼓楼医院戴毅敏教授团队、浙江大学医学院附属妇产科医院陈璐医师等的大力支持和帮助。他们对书稿撰写付诸了极大的心血，在此致以衷心的感谢！

贺　晶

2021年10月

# Contents 目录

# 第1章　子宫在非妊娠期和妊娠期的生理变化

产程发动是炎症、内分泌和机械性刺激等多因素综合作用的结果。妊娠期,宫颈软化,机械强度降低,顺应性增加,同时保持了抗拉伸强度。临产前,宫颈成熟,宫颈胶原降解、透明质酸合成增加、含水量增加、组织顺应性进一步增加,宫颈管消退;子宫平滑肌由静息状态向活跃状态转化;孕激素功能减退;前列腺素(prostaglandin,PG)合成增加;缩宫素分泌的脉冲频率增加;最终触发宫缩和宫颈扩张,启动分娩。

## ☆ 1.1　非妊娠期子宫的结构和功能

### 1.1.1　子宫体的形态与功能

#### 1.1.1.1　子宫的形态

子宫是厚壁空腔的肌性器官,分为子宫体和子宫颈两部分。子宫腔为上宽下窄的三角形,非妊娠期子宫腔的容量约为5mL。子宫体由3层组织构成,由内向外分为子宫内膜层、子宫肌层和浆膜层。

子宫内膜层由腺体和间质构成。子宫内膜表面2/3为功能层,在卵巢激素作用下发生周期性变化。靠近子宫肌层的1/3内膜为基底层,不发生周期性变化。子宫肌层由多层肌纤维交织构成。内层肌纤维环形排列;中层肌纤维交叉排列,收缩时可以压迫血管;外层肌纤维纵行排列。子宫浆膜层为覆盖子宫表面的脏层腹膜,在子宫峡部形成膀胱子宫陷凹,在宫颈后方形成直肠子宫陷凹。

子宫受交感神经和副交感神经支配,仅含有感觉神经纤维,不含有运动神经纤维。第一产程的疼痛通过子宫交感神经传入脊髓 $T_{10}$ — $L_1$ 节段;第二产程的疼痛由会阴神经传导至骶丛($S_2$ — $S_4$)。子宫平滑肌可以在不受神经支配的情况下发生自主收缩。临床上可见低位截瘫的产妇自然分娩。

1

子宫的血供来自子宫动脉和卵巢动脉子宫支。与其他组织不同，子宫血管不是树状结构，而是形成相互吻合的血管网以保障血液供应。子宫动脉的分支称为弓状动脉(arcuate artery)，位于浅肌层内；弓状动脉发出放射状分支穿过肌层，称为辐状动脉(radial artery)。在子宫肌层和内膜交界处，辐状动脉分支形成基底动脉(basal artery)和螺旋动脉(spiral artery)，分别供应内膜基底层和功能层。月经期，螺旋动脉收缩，导致功能性子宫内膜缺血并脱落；增殖期，基底动脉产生新的螺旋动脉。

### 1.1.1.2 子宫平滑肌的收缩功能

子宫平滑肌通过电生理活动发生收缩，并受到激素、代谢和机械因素的影响。在非妊娠期，子宫平滑肌收缩强度和频率与月经周期相关：月经期，肌层收缩强度可达到 $50 \sim 200 \mathrm{mmHg}$，促使子宫内膜脱落并排出体外。

## 1.1.2 宫颈的形态与功能

### 1.1.2.1 宫颈的形态

成年女性子宫颈长 $2.5 \sim 3 \mathrm{cm}$，分为伸向阴道的宫颈阴道部，及位于阴道上方、宫体下方的阴道上部。子宫颈管呈梭形，上端通过宫颈内口(解剖学内口)与宫腔相连，对应膀胱腹膜反折水平；下端称为宫颈外口，通向阴道。在解剖学内口下方 $1 \mathrm{cm}$ 处，子宫内膜转变为宫颈黏膜，为组织学内口。解剖学内口与组织学内口之间的宫颈称为子宫峡部。妊娠期，子宫峡部逐渐伸展变长，形成子宫下段。

子宫颈主要由致密的纤维结缔组织构成，另外有少量的平滑肌组织(约占 $10\%$ )。其细胞外基质成分主要是Ⅰ型胶原($70\%$)，另有Ⅲ型胶原、弹性蛋白、基质细胞蛋白、糖胺聚糖和蛋白多糖。子宫颈管黏膜为单层柱状上皮，黏膜内腺体可以分泌黏液。在排卵前，宫颈黏液稀薄透明，似蛋清；在排卵期，黏液量达到高峰；排卵后，受孕激素的影响，黏液分泌减少，质地黏稠而混浊。

### 1.1.2.2 子宫颈的屏障功能

非妊娠期，宫颈内口紧闭，宫颈管黏液形成胶冻状的黏液栓，成为防御阴道细菌上行的机械屏障；而宫颈黏膜中的淋巴细胞、中性粒细胞、巨噬细胞、补体以及细胞因子则构成抗感染的免疫屏障。

## ★ 1.2　妊娠期子宫的生理变化

### 1.2.1　子宫体的生理变化

#### 1.2.1.1　子宫增大

妊娠期,子宫质量从非妊娠期的 50～70g 增加到足月妊娠时的 1100～1200g;子宫容量在足月时达到 5L。子宫的增大为胎儿生长发育提供营养和保护。

#### 1.2.1.2　子宫平滑肌变化

妊娠早期,在雌激素和生长因子的影响下,子宫平滑肌细胞增生;妊娠中晚期,平滑肌细胞肥大,结缔组织、血管和淋巴管增生;妊娠后半期,随着宫腔的增大,子宫平滑肌被拉长,子宫肌层逐渐变薄。子宫体肌层的厚度在非妊娠期约为 1cm;在妊娠中期,子宫体肌层厚达 2～2.5cm;至妊娠末期,子宫体肌层变薄至 1～1.5cm。子宫峡部的肌层在妊娠期没有发生肌细胞的肥大;随着孕周的增加,子宫峡部肌层变薄更加明显,最终形成子宫下段。尽管子宫平滑肌细胞被拉长,但孕激素抑制了收缩相关蛋白的表达,使得子宫平滑肌在妊娠期保持静息状态。妊娠期,子宫肌层整合素表达增加,起到连接平滑肌细胞的作用。

#### 1.2.1.3　子宫血流量增加

妊娠期,子宫血流量增加。子宫血流量在心排血量中的占比由非妊娠期的 2%,上升到足月妊娠时的 17%。随着孕周的增加,胎盘增大,胎盘血管阻力降低;至足月妊娠时,子宫血流的 80%～90% 供应胎盘,其余血流供应子宫肌层和蜕膜层。

#### 1.2.1.4　子宫血管重铸

子宫血管的重铸对于胎盘胎儿的血液供应是至关重要的。子宫螺旋动脉由迂曲的、可收缩的血管,变成宽而直且对收缩信号无反应的血管。在螺旋动脉的重铸过程中,免疫细胞(巨噬细胞和子宫自然杀伤细胞)启动了血管基底膜的降解和血管平滑肌的去分化;滋养细胞浸润血管壁,诱导内皮细胞凋亡并取代内皮细胞参与血管壁的形成。子宫动脉、弓状动脉和辐状动脉也发生了血管扩张,子宫的血流量从 45mL/min 增加到足月妊娠时的 750mL/min。

### 1.2.2 宫颈的生理变化

#### 1.2.2.1 孕期宫颈形态

(1)宫颈内口:妊娠期子宫颈的功能是维持妊娠直至足月妊娠。宫颈胶原的性质和排列结构是维持其机械强度的基础。宫颈管的内侧和外侧胶原纵行排列,中层胶原环形排列,形成有组织的支架。宫颈内口处胶原以及平滑肌环形排列,起到了类似"括约肌"的作用,维持内口紧闭。在自然临产前,宫颈内口在超声下呈现"漏斗"样改变,参与子宫下段的形成,提示宫颈内口先于外口开始扩张。

(2)宫颈长度:正常妊娠期妇女经阴道超声测量宫颈长度(cervical length,CL)为 30～40mm。妊娠期,宫颈长度缓慢缩短;临产前,宫颈长度迅速缩短。一项前瞻性研究发现,宫颈长度在妊娠 8 周、24 周、32 周和 38 周分别为 40.97mm±4.31mm,38.03mm±5.61mm,37.06mm±3.48mm 和 33.0mm±2.75mm。经阴道超声测定宫颈长度可以用于早产和足月妊娠临产的预测。①早产的预测:妊娠 24 周前,宫颈长度<25mm 的孕妇早产风险增加。②足月妊娠临产的预测:宫颈长度≤20mm 者,61% 在 7 天内临产;宫颈长度≤10mm 者,85% 在 7 天内临产。

(3)宫颈位置:孕期宫颈后位,宫颈管长轴与子宫长轴不在同一直线上。宫颈与子宫之间的折角抵消了宫腔压力,有利于保持宫颈内口关闭。临产前,宫颈向前及向下移位,宫颈管长轴与子宫长轴在同一水平,有利于胎儿娩出。

#### 1.2.2.2 宫颈软化

孕早期起,宫颈软化就开始了。1895 年,内科医生 Ernst Ludwig Hegar 首次报告,与非妊娠状态相比,妊娠子宫颈更柔软。在妊娠 6～8 周,双合诊检查时,子宫峡部极软,宫颈与宫体之间似不相连,称为黑加征(Hegar sign)。宫颈软化是由于细胞外基质和细胞成分的变化。①细胞外基质:胶原纤维之间的致密交联结构变得松散,胶原纤维间距增加,黏附分子(血栓黏合素 2、细胞黏合素 C)表达降低,宫颈机械强度降低,顺应性增加,同时抗拉伸强度得以保持。②细胞的成分:上皮细胞和成纤维细胞增生,其中柱状上皮细胞的增生最为明显。柱状上皮细胞分泌黏稠的黏液阻塞宫颈管(黏液栓),形成物理屏障。同时,黏液中的免疫球蛋白和细胞因子形成免疫屏障,防止逆行感染。

### 1.2.2.3　宫颈成熟

分娩前 1～2 周会出现的变化称为宫颈成熟，包括宫颈血管扩张，含水量增加，组织顺应性进一步增加，亲水性糖胺聚糖、透明质酸以及透明质酸合成酶基因表达增加。在宫颈成熟时，透明质酸主要以大分子量的异构体形式存在，这种异构体使得足月时宫颈含水量增加，胶原结构变得更加松散，宫颈机械强度进一步降低。

宫颈成熟是在机械因素、内分泌因素和局部激素（主要是前列腺素）协同作用下发生的。临产前，胎先露压迫和牵拉宫颈组织，导致内源性前列腺素释放；同时宫颈内孕激素受体水平降低，导致孕激素作用减退，宫颈对炎症刺激更加敏感，宫颈逐步成熟。

自然临产是无菌性炎症过程。临近分娩，胎儿对代谢底物的需求增加，母体供应相对不足，子宫氧化-抗氧化失衡。在氧化应激的影响下，母胎界面的胎膜细胞和蜕膜细胞 TNF-α、IL-1α、IL-1β 和 IL-6 表达增加。这些细胞因子诱导产程发动的机制包括以下几个方面。①IL-1α 与 IL-1β 可增加宫颈平滑肌细胞和成纤维细胞产生 COX-2 和 $PGE_2$，调节局部蛋白酶的释放，间接增加血管通透性，促进白细胞迁移。②细胞因子诱导巨噬细胞向促炎表型分化，并产生细胞因子和趋化因子。③巨噬细胞产生多种旁分泌因子，包括前列腺素 $F_{2α}$（$PGF_{2α}$）、一氧化氮（NO）和促炎介质，导致孕激素功能减退。④中性粒细胞在趋化因子作用下浸润宫颈间质并释放基质金属蛋白酶。

### ☆ 1.3　临产后子宫的变化

### 1.3.1　子宫平滑肌的收缩力增强

子宫收缩的强度可以通过测量宫内压表示。随着产程进展，宫缩强度增加。临产前，宫缩强度为 25～30mmHg；临产后，宫缩强度增加到 60～65mmHg。可以影响宫缩强度的因素有多种，比如产次、宫颈条件、外源性缩宫素和分娩镇痛等。评价宫缩强度也可以使用 Montevideo 单位（Montevideo unit，MU）。MU 的计算是将 10 分钟内每次宫缩产生的压力（mmHg）相加。临产时，宫缩强度一般为 80～120MU；活跃期，宫缩强度为 200～250MU；应用缩宫素增加宫缩时，需要达到 200～300MU。

子宫平滑肌的兴奋性依赖于动作电位的产生。宫缩期，平滑肌细胞膜离子通道（主要是钙离子通道）开放，细胞内钙离子水平快速升高，促使粗（肌球蛋白)和细(肌动蛋白)肌丝在收缩期内相对运动,从而导致收缩单位缩短。足月妊娠时,子宫平滑肌细胞增大、肌丝含量增加、肌动蛋白多聚体结构变化,均使得肌肉收缩力增强。随着分娩的进行,子宫平滑肌的电生理活动变得更有组织,振幅增加和持续时间延长,子宫兴奋性增加。

### 1.3.2 缩宫素受体增加

缩宫素与缩宫素受体(oxytocin receptor,OTR)结合后导致肌浆网释放钙离子,促使平滑肌收缩。子宫不同部位的缩宫素受体含量也不同,大量缩宫素受体分布于宫底部和宫体部,在子宫下段含量较低,仅少量受体在子宫颈。宫缩时,宫底部的平滑肌首先兴奋,兴奋信号经缝隙连接传递至宫体和下段。因此,缩宫素受体的差异性表达有利于产生协调的子宫收缩。由于宫颈缩宫素受体含量低,所以使用缩宫素促宫颈成熟的效果不理想。

妊娠早期开始,缩宫素受体持续增加;至足月妊娠时,子宫肌层缩宫素受体浓度为非妊娠期的 $50\sim100$ 倍。随着缩宫素受体的增加,子宫对缩宫素的敏感性增加。在非妊娠期,缩宫素剂量大于 100mU/min 时方可诱导子宫收缩;但随着孕周的增加,诱导宫缩所需的缩宫素剂量不断减少,在妊娠 20 周时为 16mU/min,足月妊娠时为 $1\sim2mU/min$。

缩宫素受体浓度在产程早期达到最大值,为非妊娠期的 $200\sim300$ 倍。随着产程的进展,缩宫素脉冲释放的频率增加,在第一产程为临产前的 $3\sim4$ 倍,在第二产程为临产前的 5 倍。有趣的是,子宫下段肌层缩宫素受体浓度在宫口 $7\sim10cm$ 时显著低于产程早期,这说明缩宫素可以下调缩宫素受体的表达,也使得子宫收缩的节律性适度。

缩宫素受体的表达受到激素、肌纤维拉伸和炎症因子的调控,雌激素促进缩宫素受体基因表达,孕激素抑制缩宫素受体基因表达,子宫平滑肌缩宫素受体的增加使得子宫对缩宫素的反应在短时间内发生显著改变。这可以解释,临床上足月妊娠引产时,有的妇女在第 1 天即使应用大剂量缩宫素,仍不能诱导有效宫缩;而在第 2 天,仅需很小的剂量,就可以诱发宫缩。这也提醒临床医生使用药物引产时剂量控制的重要性。

### 1.3.3 宫颈形态改变

临产后,宫颈的主要改变是宫颈管消退和宫口扩张,宫颈管中的黏液栓脱落。宫颈管消退是指子宫颈变短,直至变成一个薄的圆形开口。宫颈管消退在临产前已经开始,超声下可以观察到宫颈内口扩张,宫颈内口的形态由"V"形逐渐变为"U"形,前羊膜囊凸向宫颈管内。潜伏期,宫颈管消退与宫口扩张同时发生,最晚在宫口 4cm 时宫颈管完全消退;进入活跃期后,宫颈平均扩张速度为 1cm/h。

潜伏期延长或潜伏期停滞常常与宫颈不成熟有关。对于先兆临产的妊娠期妇女,在有规律宫缩而宫颈不成熟时,应注意鉴别假临产,可以给予镇静或镇痛药物,观察宫颈变化,避免过度干预而造成不必要的剖宫产。在足月妊娠引产前,应进行宫颈 Bishop 评分,对宫颈不成熟者首先给予药物或机械方法促熟,减少引产失败。

### 1.3.4　产程的发动机制

#### 1.3.4.1　胎儿下丘脑-垂体-肾上腺轴

妊娠晚期,胎儿下丘脑-垂体-肾上腺(hypothalamic-pituitary-adrenal,HPA)轴发育成熟,胎儿肾上腺大量合成硫酸脱氢表雄酮(dehydroepiandrosterone sulfate,DHEAS)和皮质醇(见图 1-1)。胎儿 HPA 轴通过以下三个方面促进产程发动:①皮质醇促进胎儿成熟;②皮质醇促进胎盘合成缩宫素、前列腺素和胎盘源性促肾上腺皮质激素释放激素;③胎儿来源的硫酸脱氢表雄酮进入胎盘,参与雌激素合成,上调收缩相关蛋白(缩宫素受体、前列腺素受体和缝隙连接)表达。

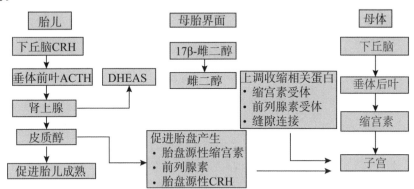

**图 1-1　胎儿下丘脑-垂体-肾上腺轴参与产程发动机制**

CRH:促肾上腺皮质激素释放激素;ACTH:促肾上腺皮质激素;DHEAS:硫酸脱氢表雄酮

#### 1.3.4.2　孕激素

(1)孕激素是维持妊娠的重要激素:孕激素受体在细胞核内,属于配体活化的转录调节因子家族成员。在子宫肌层,孕激素可以有如下作用:①抑制前列腺素生成和收缩相关蛋白基因的表达;②抑制子宫肌层单核细胞趋化蛋白1(monocyte chemoattractant protein 1,MCP-1)的表达,从而抑制单核细胞内流。在母胎界面,孕激素通过抑制细胞因子(IL-1β 和 IL-8)和前列腺素的产生,抑制产程发动。

(2)孕激素参与产程发动的机制:啮齿类动物实验研究发现,孕激素水平在分娩前显著下降。然而,在临床研究中,分娩期的孕激素水平与妊娠期相比并没有下降,这似乎与我们的想象不符。但仍有证据说明,孕激素功能减退是导致产程发动的重要原因:①米非司酮(孕激素拮抗剂)可以诱导宫颈成熟和产程发动,伴随胶原酶和基质金属蛋白酶的产生;②对于既往有早产病史的妇女以及宫颈缩短的妇女,阴道内使用孕激素可以预防早产。

孕激素受体(progesterone receptor,PR)有两个亚型,PR-A(116kDa)和PR-B(94kDa),它们有多个相同的结构域,但是调控的基因表达完全不同。PR-B激活孕激素应答基因,而 PR-A 抑制 PR-B 的功能。在足月妊娠临产时,子宫肌层、宫颈和胎膜的 PR-A/PR-B 比值升高,导致孕激素功能减退。

### 1.3.4.3 前列腺素

(1)前列腺素参与产程发动的证据:前列腺素可以用于引产,而前列腺素合成酶的抑制剂(吲哚美辛)可以抑制宫缩。胎膜细胞、子宫平滑肌细胞和蜕膜细胞都可以产生前列腺素并具有前列腺素受体。胎膜主要产生前列腺素 $E_2$(PGE$_2$),蜕膜主要合成前列腺素 $F_{2\alpha}$(PGF$_{2\alpha}$)及少量的 PGE$_2$ 和前列腺素 $D_2$(PGD$_2$),子宫肌层主要产生前列环素(PGI$_2$)。前列腺素的半衰期很短,合成后迅速释放到细胞外,以自分泌或旁分泌的方式与邻近部位的膜受体结合而发挥作用,PGF$_{2\alpha}$ 和 PGE$_2$ 通过增加钙离子内流和缝隙连接刺激子宫平滑肌收缩,PGD$_2$ 和 PGI$_2$ 则可以抑制子宫平滑肌收缩(见表 1-1)。

表 1-1 子宫平滑肌前列腺素受体亚型及作用

| 前列腺素类型 | 受体亚型 | 作用 |
| --- | --- | --- |
| 前列腺素 $D_2$(PGD$_2$) | DP$_1$,DP$_2$ | 抑制收缩 |
| 前列腺素 $E_2$(PGE$_2$) | EP$_1$,EP$_3$(主要受体类型) | 收缩 |
| | EP$_2$,EP$_4$ | 抑制收缩 |
| 前列腺素 $F_{2\alpha}$(PGF$_{2\alpha}$) | FP | 收缩 |
| 前列环素(PGI$_2$) | IP | 抑制收缩 |

妊娠期蜕膜产生的 PGF$_{2\alpha}$,低于月经周期任何阶段子宫内膜产生的前列腺素。说明在妊娠期间,蜕膜前列腺素的合成受到了抑制,有利于维持妊娠。

在产程发动之前,蜕膜 $PGF_{2\alpha}$ 合成增加,母体血浆、子宫和羊水中的前列腺素水平升高,共同促进子宫收缩,使其顺利完成分娩。

(2)前列腺素的合成:前列腺素是由游离花生四烯酸通过一系列磷脂酶(phospholipase enzyme)作用而合成的(见图 1-2)。在各种生理和病理刺激下,磷脂酶 $A_2$(phospholipase $A_2$,$PLA_2$)催化胎膜和蜕膜细胞的膜磷脂释放花生四烯酸。在整个妊娠过程中,$PLA_2$ 的表达逐渐增加;但在产程发动后,$PLA_2$ 的表达没有进一步增加。花生四烯酸在前列腺素 H 合成酶(prostaglandin H synthase,PGHS)[又称环氧化酶(cyclooxygenase,COX)]的作用下,依次转变为前列腺素中间代谢产物 $PGG_2$ 和 $PGH_2$,然后经过下游不同的前列腺素合成酶的作用,代谢生成各种有生物活性的前列腺素。PGHS 有两种亚型,稳定型 PGHS-1 和诱导性 PGHS-2。研究发现,核因子 $\kappa B$(NF-$\kappa B$)可以上调 PGHS-2 的表达,使得前列腺素合成增加;$PGE_2$ 可以诱导胎膜细胞 MMP-9 的表达,导致细胞外基质降解、胎膜破裂;无论是自然破膜还是人工破膜都会诱导蜕膜细胞和胎膜细胞释放 $PGE_2$ 和 $PGF_{2\alpha}$。

前列腺素受体是 G 蛋白超家族的成员。前列腺素与受体结合后激活 G 蛋白,进而调控第二信使 cAMP、IP3 和细胞内钙的释放。前列腺素受体 $EP_1$、$EP_3$ 和 FP 在与其特定配体结合时,诱导平滑肌收缩,而前列腺素受体 $EP_2$、$EP_4$、IP、$DP_1$ 和 $DP_2$ 与配体结合后抑制平滑肌收缩。

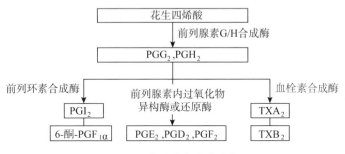

图 1-2 前列腺素合成途径

注:PG:前列腺素;$TXA_2$:血栓素 $A_2$;$TXB_2$:血栓素 $B_2$。6-酮-$PGF_{1\alpha}$ 是 $PGI_2$ 无活性代谢产物。$TXB_2$ 是 $TXA_2$ 无活性代谢产物。

(3)前列腺素的降解:$PGE_2$ 和 $PGF_{2\alpha}$ 降解的主要途径是烟酰胺腺嘌呤二核苷酸($NAD^+$)依赖的前列腺素脱氢酶(prostaglandin dehydrogenase,PGDH)。PGDH 在人绒毛膜中大量表达。妊娠期,绒毛膜起到保护屏障的作用,防止胎膜胎盘产生的前列腺素转移至蜕膜和子宫肌层。在与绒毛膜羊膜炎相关的早产中,绒毛膜滋养细胞表达 PDGH 减少,绒毛膜屏障功能受损,胎儿来源的前列腺素可以进入子宫肌层导致子宫收缩。

PGDH 的表达受细胞因子和类固醇激素的调控。孕激素可以刺激 PGDH 的表达,抑制子宫收缩。糖皮质激素可以上调羊膜和绒毛膜中 PGHS-2 的表达,下调绒毛膜滋养细胞 PGDH 的表达,促进子宫收缩。临产后,子宫肌层 PGDH 表达降低,PGHS-1 或 PGHS-2 的表达没有变化,这说明临产后子宫肌层前列腺素分解减少而不是合成增加。

### 1.3.4.4 缩宫素

母体来源的缩宫素在下丘脑合成,并以脉冲方式从垂体后叶释放。它在肝脏和肾脏中迅速失活,在母体循环中的生物半衰期为 3～4min。在生理状态下,缩宫素以脉冲式分泌。在产程不同阶段,缩宫素每 30 分钟脉冲次数分别为:①临产前为 1.2 次±0.54 次;②第一产程为 4.2 次±0.45 次;③第二产程为 6.7 次±0.49 次。脉冲持续时间分别为:①临产前为 1.2min±0.20min;②第一产程为 1.9min±0.28min;③第二产程为 2.0min±0.26min。

有研究对比了脐动脉与脐静脉缩宫素浓度差,并测定了羊水和胎儿尿液缩宫素浓度,证明胎儿向母体侧分泌缩宫素,胎儿的缩宫素分泌率从临产前的 1mU/min 增加到临产后的约 3mU/min,这与足月妊娠引产时所使用的缩宫素的剂量是相似的。

体外实验发现,缩宫素可以导致子宫平滑肌缩宫素受体发生钝化,其机制包括以下几个方面。①缩宫素受体与缩宫素的结合力下降;②缩宫素受体 mRNA 水平降低;③缩宫素受体内化后失活;④受体后信号转导(抑制细胞内钙的释放)。缩宫素受体钝化存在缩宫素应用时间和剂量的依赖性。由此可见,足月妊娠引产或增加宫缩时,持续静脉滴注缩宫素,使子宫平滑肌始终处于高缩宫素水平的影响下,可能导致平滑肌对缩宫素的敏感性下降,因此在临床上使用缩宫素要慎重。

# 参考文献

[1] Wray S, Prendergast C. The myometrium: from excitation to contractions and labour[J]. Adv Exp Med Biol,2019,1124:233-263.

[2] Vink J, Myers K. Cervical alterations in pregnancy[J]. Best Pract Res Clin Obstet Gynaecol,2018,52:88-102.

[3] Yao W, Gan Y, Myers KM, et al. Collagen fiber orientation and dispersion in the upper cervix of non-pregnant and pregnant women[J]. PLoS One,2016,11

(11):e0166709.

[4] Jafari-Dehkordi E, Adibi A, Sirus M. Reference range of the weekly uterine cervical length at 8 to 38 weeks of gestation in the center of Iran [J]. Adv Biomed Res,2015,4:115.

[5] Crane JM, Hutchens D. Transvaginalsonographic measurement of cervical length to predict preterm birth in asymptomatic women at increased risk: a systematic review[J]. Ultrasound Obstet Gynecol,2008,31(5):579-587.

[6] Saccone G, Simonetti B, Berghella V. Transvaginal ultrasound cervical length for prediction of spontaneous labour at term: a systematic review and meta-analysis[J]. BJOG, 2016,123(1):16-22.

[7] Fernandez M, House M, Jambawalikar S, et al. Investigating the mechanical function of the cervix during pregnancy using finite element models derived from high-resolution 3D MRI[J]. Comput Methods Biomech Biomed Engin, 2016,19(4):404-417.

[8] Winkler M, Rath W. Changes in the cervical extracellular matrix during pregnancy and parturition[J]. J Perinat Med,1999,27(1):45-60.

[9] Yellon SM. Immunobiology of cervix ripening[J]. Front Immunol, 2020, 10:3156.

[10] Levine LD. Cervical ripening: why we do what we do[J]. Semin Perinatol, 2020,44(2):151216.

[11] Renthal NE, Williams KC, Montalbano AP, et al. Molecular Regulation of Parturition: A Myometrial Perspective[J]. Cold Spring Harb Perspect Med,2015,5(11):a023069.

[12] Rezapour M, Bckstrm T, Ulmsten U. Myometrial steroid concentration and oxytocin receptor density in parturient women at term[J]. Steroids,1996,61 (6):338-344.

[13] Arrowsmith S, Wray S. Oxytocin: its mechanism of action and receptor signalling in the myometrium[J]. J Neuroendocrinol,2014, 26(6):356-369.

[14] Fuchs AR, Romero R, Keefe D, et al. Oxytocin secretion and human parturition: pulse frequency and duration increase during spontaneous labor in women[J]. Am J Obstet Gynecol,1991,165:1515-1523.

[15] Fuchs AR, Fuchs F, Husslein P, et al. Oxytocin receptors in the human uterus during pregnancy and parturition[J]. Am J Obstet Gynecol,1984,50

(6):734-741.

[16] Blanks AM，Shmygol A，Thornton S. Regulation of oxytocin receptors and oxytocin receptor signaling[J]. Semin Reprod Med，2007,25(1):52-59.

[17] Rhoades JS，Stout MJ，Woolfolk C，et al. Normal cervical effacement in term labor[J]. Am J Perinatol,2019,36(1):34-38.

[18] Di Renzo GC，Giardina I，Clerici G，et al. Progesterone in normal and pathological pregnancy[J]. Horm Mol Biol Clin Investig，2016,27(1):35-48.

[19] Shynlova O，Tsui P，Dorogin A，et al. Monocyte chemoattractant protein-1（CCL-2）integrates mechanical and endocrine signals that mediate term and preterm labor[J]. J Immunol，2008,181:1470-1479.

[20] Norwitz ER，Wilson T. Secretory component: a potential regulator of endometrial-decidual prostaglandin production in early human pregnancy[J]. Am J Obstet Gynecol，2000，183:108-117.

[21] Mesiano S，Chan EC，Fitter JT，et al. Progesterone withdrawal and estrogen activation in human parturition are coordinated by progesterone receptor A expression in the myometrium[J]. J Clin Endocrinol Metab,2002，87(6):2924-2930.

[22] Brodt-Eppley J，Myatt L. Prostaglandin receptors in lower segment myometrium during gestation and labor[J]. Obstet Gynecol,1999,93(1):89-93.

[23] Challis JRG，Matthews SG，Gibb W，et al. Endocrine and paracrine regulation of birth at term and preterm[J]. Endocr Rev，2000，21:514-550.

[24] Sangha RK，Walton JC，Ensor CM，et al. Immunohistochemical localization，messenger ribonucleic acid abundance，and activity of 15-hydroxyprostaglandin dehydrogenase in placenta and fetal membranes during term and preterm labor[J]. J Clin Endocrinol Metab，1994，78:982-989.

[25] Dawood MY，Wang CF，Gupta R，et al. Fetal contribution to oxytocin in human labor[J]. Obstet Gynecol，1978，52:205-209.

# 第 2 章　催引产

妊娠晚期催引产是在自然临产前通过药物或机械性手段发生产程，达到分娩的目的，是产科处理生理妊娠与高危妊娠常用的方法之一，应严格分清催引产的概念，掌握催引产的指征、要领、规范操作，以减少并发症的发生。在产科临床实践中，催引产技术的掌控不力会引发严重的不良结局。

## ☆ 2.1　引　产

引产是指若继续妊娠，孕妇或胎儿的风险高于分娩风险时，在自然临产前通过人工干预的方法诱发子宫收缩而使产程发动的过程。引产可以保护母亲和胎儿免受继续妊娠带来的相关风险。引产方法主要有两种，即缩宫素引产和人工破膜引产。

### 2.1.1　缩宫素引产

缩宫素引产是目前最常用的有效方法，但在宫颈不成熟时，单用缩宫素引产的效果不佳。缩宫素是脑垂体后叶激素的一个主要成分，属 9 肽类激素，由下丘脑视上核及室旁核的神经细胞合成，沿神经细胞轴突转运至神经垂体终末，并暂时贮存在那里，以脉冲方式释放到毛细血管中经血液循环流向靶器官。缩宫素的靶器官主要是子宫，缩宫素作用于肌细胞膜上的受体，使肌细胞动作电位下降，细胞外钙离子进入细胞内，使子宫平滑肌兴奋收缩，对子宫收缩力及收缩频率有正向促进作用。人工合成的缩宫素与体内分泌的完全相同，临床上广泛用于引产和催产。

孕期内源性缩宫素来源于母体和胎儿神经垂体，其分泌量随孕期的增加而增加。胎头下降刺激宫颈及阴道上段的感受器或刺激乳头周围感受器，均可反射性引起内源性缩宫素释放。缩宫素的促进子宫收缩作用，与缩宫素浓度、剂量、人体对缩宫素的清除速率以及用药时的子宫状态有关。缩宫素静脉滴注立刻起效；而输液泵给药能精确控制给药剂量，且可在出现副作用时迅速停药。

#### 2.1.1.1 缩宫素低剂量方案和高剂量方案

关于缩宫素静滴引产的具体方案，目前尚无统一标准，各方案在起始剂量（0.5～6mU/min）、剂量增加的间隔时间（10～60分钟）及最大剂量（16～64mU/min）方面存在差异。总体上，可以分为低剂量方案和高剂量方案。低剂量方案可以减少子宫过度刺激，而高剂量缩宫素可以缩短产程、减少感染。目前普遍认为低剂量或高剂量方案都是可接受的。

美国妇产科医师协会（American College of Obstetricians and Gynecologists，ACOG）提出的缩宫素引产方案如表 2-1 所示。其低剂量方案的初始剂量为 0.5～2mU/min，增加剂量 1～2mU/min，间隔时间 15～40 分钟，低剂量方案模拟缩宫素生理性释放，发生宫缩过频的概率较低；高剂量方案的初始剂量为 4～6mU/min，增加剂量 4～6mU/min，间歇时间 15～40分钟。

表 2-1　缩宫素引产方案

| 方案 | 初始剂量（mU/min） | 增加剂量（mU/min） | 间隔时间（min） |
|---|---|---|---|
| 低剂量 | 0.5～1.0 | 1 | 30～40 |
| 低剂量替代方案 | 1～2 | 2 | 15～30 |
| 高剂量 | 6 | 6* | 15～40 |
| 高剂量替代方案 | 4 | 4 | 15 |

＊如果出现宫缩过频，则增加剂量应降为 3mU/min；如果出现频发的宫缩过频，则增加剂量应降至 1mU/min。

#### 2.1.1.2 缩宫素配制方法

先用葡萄糖氯化钠注射液或乳酸钠林格注射液 500mL（糖尿病患者可用 0.9%氯化钠注射液），7 号针头行静脉滴注，输液泵按 8 滴/分钟调好滴速；然后向输液瓶中加入 2.5U 缩宫素，将其摇匀后继续滴入。切忌先将 2.5U 缩宫素溶于乳酸钠林格注射液中直接穿刺行静脉滴注，因为此法初调时若滴速掌握欠妥当，则可能在短时间内导致过多的缩宫素进入体内而无法保证安全性。

#### 2.1.1.3 缩宫素起始剂量与滴速

起始剂量为将 2.5U 缩宫素溶于 500mL 乳酸钠林格注射液中，即 0.5%

缩宫素浓度,以每毫升 20 滴计算,相当于每滴液体中含缩宫素 0.25mU,滴速从 8 滴/分钟开始并根据宫缩、胎心情况调整。目的是诱发有效宫缩,即 10 分钟内出现 3 次宫缩,每次宫缩持续 30～40 秒,伴有宫颈管缩短和宫口扩张。常用的方法有等差法和等比法。

(1)等差法:每次增加 4 滴/分钟。该方法较为常用,即从 8 滴/分钟(2mU/min)调整至 12 滴/分钟(3mU/min),再增至 16 滴/分钟(4mU/min)。也可从 8 滴/分钟开始,每次增加 8 滴/分钟,直至出现有效宫缩。等差法每 15 分钟调节 1 次,因起始药物剂量小,体内浓度低,所以需要 90～120 分钟左右才能达到有效血药浓度,从用药开始到规律宫缩的过程较等比法长。

(2)等比法:即从 8 滴/分钟(2mU/min)调整至 16 滴/分钟(4mU/min),再增至 32 滴/分钟(8mU/min)。应用等比法可较快达到有效血药浓度,诱发有效宫缩所需的时间短,宫口扩张速度快,胎先露下降快,但引产过程中因加药量大容易导致宫缩异常。

调节时间间隔:一般每隔 15～30 分钟调整 1 次。

最大滴速及浓度:最大滴速为 40 滴/分(即 10mU/min)。如在最大滴速仍未达到有效宫缩,可将缩宫素浓度增加至 0.75%(将 3.5U 缩宫素加入 500mL 乳酸钠林格注射液中),并且先将滴速减半至 20 滴/分钟,再根据宫缩及胎心情况进行调整。增加浓度后,最大滴速仍为 40 滴/分钟(14mU/min)。如仍未达到有效宫缩,则可将缩宫素浓度增加至 1%(将 5U 缩宫素加入 500mL 乳酸钠林格注射液),滴速仍然减半,从 20 滴/分钟开始静滴,直至调出有效宫缩,或调至滴数上限 40 滴/分钟(20mU/min),至此,原则上不再增加滴速和缩宫素浓度。

缩宫素静滴持续时间:一般为 10～12h/d,如连续使用 2～3 天仍无明显进展,则应再次评估宫颈成熟程度及头盆是否相称,考虑改用其他方法。

### 2.1.1.4　缩宫素静滴引产注意事项

(1)应废除那些难以控制缩宫素浓度的不安全用药途径,如肌肉注射、皮下注射、穴位封闭及鼻黏膜给药等。另外,缩宫素不能口服给药,因为缩宫素是多肽,在胃肠道会被酶降解而失去活性。

(2)缩宫素的结构与加压素相似,剂量增大时也有抗利尿作用,因此用量不宜过大,以防发生水中毒而致抽搐或昏迷。

(3)医护人员应熟练使用缩宫素毫单位/分钟(mU/min)与毫升/小时(mL/h)之间的换算(20 滴＝1mL),最好将换算表贴在输液泵上。表 2-2 为缩宫素静滴用量换算表(以 2.5U 缩宫素加入 500mL 乳酸钠林格注射液为例)。

表 2-2 缩宫素静滴用量换算表

| 缩宫素用量(mU/min) | 输液泵滴速(滴/分钟) | 输液泵滴速(mL/h) |
|---|---|---|
| 1 | 8 | 24 |
| 1.5 | 12 | 36 |
| 2 | 16 | 48 |
| 2.5 | 20 | 60 |
| 3 | 24 | 72 |
| 3.5 | 28 | 84 |
| 4 | 32 | 96 |
| 4.5 | 36 | 108 |
| 5 | 40 | 120 |

(4)引产过程始终要有专人监护,每15分钟记录一次宫缩强度、频率、持续时间、胎心率变化,及羊水的性状、颜色、量多少等,按监护结果随时调整缩宫素的用量。宫缩强度以持续45～60秒为强,30～45秒为中,<30秒为弱。潜伏期,3～4分钟一次宫缩;活跃期,2～3分钟一次宫缩;宫口近开全或进入第二产程,以1～2分钟一次宫缩为宜,需防止宫缩过强或过频。每2小时记录一次孕妇生命体征,如血压、脉搏、呼吸、体温等,若有不适主诉应随时记录并处理。

(5)在开始缩宫素静滴之前,进行20分钟的胎心监护,以得到基线数据。加拿大妇产科医师协会(The Society of Obstetricians & Gynecologists of Canada,SOGC)建议,在引产的整个过程中持续进行电子胎心监护和宫缩监测,若缩宫素剂量和母体和胎儿情况稳定,无胎儿窘迫的征象,则可以间断进行胎心电子监测,允许孕妇适当活动和改变体位。

(6)如果出现宫缩过频、过强,并且有胎心减速/异常,那么应立即停止缩宫素静滴,同时改变体位(可取侧卧位)、吸氧、开放另一条静脉通路,准备快速补液、阴道检查和体格检查,必要时使用宫缩抑制剂(如特布他林/硫酸镁等),通知上级医师,如果胎心率不能恢复,做好急诊剖宫产的准备。

## 2.1.2 人工破膜引产

人工破膜是用人工的方法将羊膜刺破,放出前羊水。破膜后,胎先露下降,直接压迫宫颈,反射性引起宫缩加强,同时羊膜细胞释放更多的磷酸酯酶,前列腺素合成增多,子宫收缩加强,宫颈细胞内蛋白酶释放增多,宫颈更加软化,宫颈成熟度增加,宫口更容易扩张。人工破膜可用于引产,同时也是加速产程的方法。

### 2.1.2.1 人工破膜方法

嘱产妇排空膀胱。听胎心,取膀胱截石位,消毒外阴,戴无菌手套,铺巾,右手食指、中指经阴道检查宫颈扩张及胎先露入盆情况,在排除头盆不称或胎位异常后,将两手指伸入宫颈管内触摸胎头前有无血管搏动及条索状物,排除脐带隐性脱垂情况。在宫缩间歇期,左手持血管钳于右手两指间夹破羊膜囊,破口适中,左手退出,右手停留原位,待羊水缓慢流出,观察羊水的颜色、性状,同时检查胎头囟门位置、先露位置高低,等待一次宫缩,检查胎头下降情况,若无脐带脱垂等情况,再将右手手指缓慢退出。破膜后再次听取胎心或持续进行胎心监护。

若羊水流出不多,无法观察到性状,可用手指扩大胎膜破口或将先露部稍向上推,有利于羊水流出,但要注意避免脐带脱垂。羊水过多者,在破膜时宜用长针头于高位穿刺破膜,穿刺点应略高于宫颈内口水平,使羊水沿针头缓慢流出,防止羊水急骤流出而引起腹压骤降、胎盘早剥、脐带脱垂等并发症。

### 2.1.2.2 人工破膜的适应证、禁忌证

(1)适应证:①引产:对于宫颈已成熟、宫颈评分≥6 分,头先露并已衔接的引产者,建议配合缩宫素使用;②加速产程:潜伏期、活跃期延长或产程进展缓慢,需加速产程进展者;③胎膜未破:宫口开全但胎膜未破者。

(2)禁忌证:产道梗阻者、头盆不称者、脐带隐性先露者。

### 2.1.2.3 人工破膜与产程关系

(1)早期人工破膜:指促宫颈成熟成功后(如 Foley 导管球囊移出,宫口扩张 3cm,或宫颈评分≥6 分)的人工破膜。此类人工破膜后 1h,若无有效宫缩,可配合静滴缩宫素引产。

(2)晚期人工破膜:指产程中宫口达 5cm 以后的人工破膜,破膜后半小时可配合使用缩宫素加速产程。

### 2.1.2.4 人工破膜注意事项

人工破膜注意事项有以下几个方面:严格无菌操作;破膜前后应监测胎心,必要时行胎心监护;人工破膜在宫缩间歇期进行,严禁宫缩时破膜;破膜动作应娴熟轻柔,避免损伤宫颈及胎儿头皮;羊膜破口宜小,缓慢释放羊水外

流,避免脐带脱垂或胎盘早剥;对破膜后 12 小时尚未结束分娩者,应给予抗生素以预防感染。

### 2.1.3 引产适应证及引产时机

除仔细评估母亲和胎儿的风险获益外,终止妊娠时还要与孕妇及其家属充分沟通病情,精准决定终止妊娠的时机。

#### 2.1.3.1 延期妊娠

对于晚期足月妊娠,建议在孕 41～41$^{+6}$ 周终止妊娠。

晚期和延期妊娠是胎儿宫内窘迫、死胎、胎粪吸入综合征、巨大儿、难产、新生儿死亡的重要原因之一。根据多个随机对照研究(randomized controlled trial,RCT)及国内指南,建议在 41～41$^{+6}$ 周终止妊娠。如果已是延期妊娠,则应及时终止妊娠。

#### 2.1.3.2 妊娠期高血压疾病(妊娠期高血压、子痫前期)

妊娠期高血压疾病的孕妇,如无产科剖宫产术指征,原则上考虑阴道试产。

妊娠期高血压、无严重表现的子痫前期孕妇,应在孕 37 周或之后及时终止妊娠。

慢性高血压的孕妇根据其有无出现并发症,及服用降压药干预情况,决定分娩时机及方式。

一般而言,慢性高血压孕妇无并发症、无须服用降压药物且血压控制良好的,可在孕 38～39 周终止妊娠。

慢性高血压孕妇无并发症,但需服用降压药物且血压控制良好的,可在孕 37～39 周终止妊娠。

慢性高血压孕妇并发子痫前期,但无子痫前期严重表现的,应在孕 37 周后尽快终止妊娠。

子痫前期(包括慢性高血压并发子痫前期)伴有严重表现,慢性高血压孕妇如果出现血压急剧升高,常规降压药物难以控制血压,应在孕 34 周或之后尽快终止妊娠。但此类情况的孕妇阴道分娩可能小,择期催引产临床把握不大。

目前尚无大型随机对照试验对妊娠合并慢性高血压的分娩时机进行研究。队列研究显示,在孕 39 周之前终止妊娠,可以降低并发重度子痫前期和子痫的风险,同时并不增加剖宫产率。在孕晚期,如果采用多种措施仍不能良好地控制血压,但患者又不符合慢性高血压并发子痫前期的诊断标准,那么可以个体化考虑终止妊娠的时机。

### 2.1.3.3　妊娠期糖尿病

A1 型妊娠期糖尿病(gestational diabetes mellitus,GDM)孕妇,如无母儿并发症,可在严密监测下期待至预产期;到预产期仍未临产者,建议引产终止妊娠。

A2 型妊娠期糖尿病孕妇,如血糖控制良好且无母儿并发症,在严密监测下,应在孕 39~39$^{+6}$周终止妊娠;若血糖控制不满意或出现母儿并发症,应根据病情个体化决定终止妊娠的时机。

妊娠期糖尿病会不同程度增加母胎相关并发症的发生风险,导致母胎不良结局,母亲子痫前期发病率、剖宫产率增加,产道损伤以及产后发生 2 型糖尿病的风险增加;新生儿发生巨大儿、肩难产和新生儿低血糖、高胆红素血症等的风险也增加。若血糖控制良好,则妊娠期糖尿病引起的母胎不良结局会显著减少。虽然 2018 年美国妇产科医师协会妊娠期糖尿病临床实践简报建议,在母胎状况良好、血糖控制稳定的前提下,妊娠期糖尿病孕妇可期待至孕 40$^{+6}$周;但有随机对照研究显示,相对于孕 38~39 周孕妇的引产,妊娠期糖尿病孕妇的孕周超过 40 周时,肩难产和巨大儿的发生率明显较高。根据国内外指南推荐,对妊娠期糖尿病孕妇,在预产期之前应严密监测;到预产期仍未临产者,可引产终止妊娠。需要胰岛素治疗的妊娠期糖尿病孕妇即使血糖控制良好,母胎不良结局的发生概率仍然较高,在孕 39~40 周终止妊娠为合理选择。关于这点,国内外指南的推荐是一致的。

虽然血糖控制不良可导致母胎并发症已成共识,但血糖控制不良达到何种程度需要分娩,或控制不良的妊娠期糖尿病孕妇应在哪个孕周分娩,都没有级别很高的循证医学证据支持。对于血糖控制不良的妊娠期糖尿病孕妇,应根据个体情况决定终止妊娠的时机。

### 2.1.3.4　孕前糖尿病

妊娠期胰岛素抵抗增加和胰岛素分泌相对不足,会加重孕前糖尿病(pre-gestational diabetes mellitus,PGDM)的病情。孕前糖尿病血糖控制不佳,会导致母胎不良结局,甚至发生危及生命的严重并发症。孕前糖尿病表现复杂,并发症不一,由于尚缺乏大样本随机对照研究证实,所以需要个体化考虑终止妊娠的时机。

对于孕前糖尿病患者,若血糖控制良好且无其他母胎合并症,一般建议在孕 39～39$^{+6}$ 周终止妊娠,建议阴道分娩。

对于孕前糖尿病伴发微血管病变、血糖控制不佳或既往有不良孕产史者,需严密监护母体和胎儿情况,需要个体化考虑终止妊娠的时机。

ACOG 建议,对血糖控制不佳、有血管并发症或死胎史的孕妇,可在孕 36～38$^{+6}$ 周终止妊娠,但阴道分娩的机会不大。

### 2.1.3.5 妊娠期肝内胆汁淤积症

轻度妊娠期肝内胆汁淤积症(intrahepaticcholestasisofpregnancy,ICP)且无其他产科剖宫产指征者,可以经阴道分娩,在孕 38～39 周左右终止妊娠。

对于重度妊娠期肝内胆汁淤积症者,建议于孕 34～37$^{+6}$ 周手术终止妊娠,同时需根据产次、治疗反应、有无胎儿窘迫、双胎或是否合并其他母休并发症等因素综合考虑。阴道分娩困难性较大。

对于妊娠期肝内胆汁淤积症孕妇,终止妊娠的时机应根据疾病严重程度、孕妇具体情况、有无其他妊娠合并症等情况综合评估。目前,尚无充分的循证医学证据证明孕 37 周前终止妊娠能改善妊娠期肝内胆汁淤积症孕妇的不良围产结局,故不建议过早终止妊娠。但对于早期发病、病程迁延的重度病例,期待治疗不宜过久,终止妊娠的孕周可适当提早。如果在产前监测时发现胎儿窘迫或有临产征象,应及时终止妊娠。

### 2.1.3.6 瘢痕子宫

关于剖宫产术后阴道试产(trial of labor after cesarean delivery,TOLAC)的指征把握,各家报道的观点不一致,主要是剖宫产术后阴道试产禁忌证的差异。

我国《剖宫产术后再次妊娠阴道分娩管理的专家共识(2016)》认为,已有 2 次及以上子宫剖宫产手术史者,或有穿透宫腔的子宫肌瘤剔除术史者,为剖宫产术后阴道试产的禁忌。但 ACOG 指南指出,即使有 2 次子宫下段横切口剖宫产史,本次妊娠在充分评估后,仍可以考虑行剖宫产术后阴道试产,具体时间的选择应根据既往手术情况个体化决定。同时,该指南还指出,对于前次剖宫产具体切口方式及切口部位不清的病例,除非高度怀疑子宫体部切口,否则在救治条件允许的情况下也可以进行剖宫产术后阴道试产。该指南亦指出,对于有子宫肌瘤剥除术史的孕妇,需结合肌瘤剥除术中情况(如剥除肌瘤的数量、深度和部位等)进行个体化处理,如果肌层完整性未被破坏,那么可以考虑经阴道分娩。结合我国国情,笔者仍倾向于建议,对于有 2 次及以上剖宫产手术史者或前次剖宫产具体切口方式及切口部位不清者,不宜进行剖宫产术后阴道试产。

关于剖宫产术后阴道试产催引产的选择,中外指南的推荐比较一致:不建议使用前列腺素类药物促宫颈成熟(因其可增加子宫破裂的风险),其他催引产手段(如宫颈球囊、人工破膜、小剂量缩宫素静滴)可安全地用于剖宫产术后阴道试产。

### 2.1.3.7　母儿血型不合

根据 ACOG 指南,如果胎儿贫血不严重,无须宫内输血,那么可以在孕 $37\sim38^{+6}$ 周终止妊娠。当然,需要根据宫颈成熟情况决定催引产方式与是否给予促宫颈成熟。

### 2.1.3.8　高　龄

高龄孕妇在孕 40 周后发生胎死宫内的概率增高,建议年龄≥40 岁的高龄孕妇在孕 39～40 周终止妊娠。当然,随着孕妇年龄的增高,终止妊娠的孕周要适当提前,可以通过详细了解病史及进行相关针对性检查,精确评估预产期,以免宫内死胎的情况发生。但高龄不是剖宫产术的指征,尤其 40 岁以下孕妇的阴道分娩成功率及安全性与适龄初产妇无显著性差异。

### 2.1.3.9 胎膜早破

胎膜早破(premature rupture of membrane,PROM)发生在孕 37 周及以上者,如无分娩禁忌且未自然临产,建议引产终止妊娠。

随着破膜时间的延长,宫内感染的风险显著增加。荟萃分析结果表明,对于足月胎膜早破孕妇,与期待治疗相比,引产可能有助于减少孕妇和新生儿感染的发生,降低绒毛膜羊膜炎和(或)子宫内膜炎的发生率以及新生儿重症监护室的入住率,并且不增加剖宫产率或阴道手术产率。我国《胎膜早破的诊断与处理指南(2015)》指出,对于无剖宫产指征且未临产的足月胎膜早破孕妇,在破膜后 2～12 小时内积极引产更有利于获得良好的母儿结局。

对于孕 $34\sim36^{+6}$ 周发生胎膜早破者,可根据当地围产医疗水平和胎膜早破后情况(主要包括残留羊水量、感染迹象、胎儿继续生长发育速度及有无其他并发症出现等)决定是否尽快终止妊娠。

ACOG 指出,对于孕 $34\sim36^{+6}$ 周发生胎膜早破者,在排除期待治疗的禁忌证(如胎儿宫内窘迫、宫内感染和胎盘早剥等)后,可选择立即终止妊娠或期待治疗,但终止妊娠的孕周应不超过 37 周。

### 2.1.3.10 胎儿生长受限

关于胎儿生长受限（fetalgrowthrestriction，FGR）患者终止妊娠的最佳时机，目前并无很强的循证医学证据。终止妊娠时，应综合考虑孕周、胎儿生长受限的病因、类型、严重程度、监测指标和当地新生儿ICU技术水平等，进行个体化处理。

ACOG根据临床实践提出建议：①单纯生长受限胎儿可在孕38～39$^{+6}$周分娩。②当生长受限合并其他危险因素（如羊水过少、脐动脉多普勒测量异常、孕妇因素或其他合并症）时，可考虑在孕32～37$^{+6}$周分娩。我国《胎儿生长受限专家共识（2019）》指出，对于孕周≥37周的胎儿生长受限，可以考虑积极终止妊娠。

### 2.1.3.11 巨大儿

我国专家共识指出，对于可疑巨大儿，可以在孕39～39$^{+6}$周终止妊娠。如果没有阴道分娩禁忌证，可进行引产。即使孕妇合并妊娠糖尿病，如果估测胎儿体重≤4250g，也可以考虑阴道试产。

ACOG一直反对在孕39周之前对疑似巨大儿进行引产，除非孕妇合并其他需要提前终止妊娠的指征。

### 2.1.3.12 双胎妊娠

关于双胎妊娠，2016年ACOG指南与我国的《双胎妊娠临床处理指南》的推荐大致相同：双胎妊娠的并发症在孕38周后显著增加。因此，即使对无并发症的双绒毛膜双羊膜囊（dichorionic diamniotic，DCDA）双胎孕妇，也建议在孕38～38$^{+6}$周终止妊娠。关于单绒毛膜双羊膜囊（monochorionic diamniotic，MCDA）双胎孕妇的分娩时机，学界的分歧较大，有学者甚至建议在孕32周终止妊娠。ACOG建议的孕周较宽，ACOG建议可以在孕34～37$^{+6}$周终止妊娠。根据我国国情，建议无并发症的MCDA孕妇在严密监测下至孕37～37$^{+6}$周分娩；对于有并发症的MCDA孕妇，则需根据病情个体化决定分娩时机。当然，双胎的分娩方式又是一个涉及多因素的分析判断问题，理论上说只要第一胎是头位、非单羊膜囊双胎、无其他产科情况，就可以考虑经阴道分娩。

### 2.1.3.13 死胎史

对于既往有不明原因死胎史的孕妇，2020年ACOG死胎管理专家共识建议死胎后再次妊娠者在孕39～40周分娩，或者由母儿其他并发症决定分娩时间。

### 2.1.3.14　单纯性羊水过少

单纯性羊水过少(最大羊水池垂直深度≤2cm)与母儿不良结局相关,其中包括胎盘功能不全、胎粪吸入和脐带受压等。若不伴有其他合并症,则可在孕36~37$^{+6}$周终止妊娠。如果在孕 38 周后发现羊水过少,应尽快终止妊娠。

### 2.1.3.15　羊水过多

特发性羊水过多在妊娠晚期较为常见,很难查出确切病因。

如果胎儿超声未见结构异常且孕妇的血糖水平正常,且为轻度羊水过多(AFI 为 25.0~29.9cm 或最大羊水池垂直深度为 8~11cm),不伴有其他合并症,可在孕 39~39$^{+6}$周终止妊娠,因为足月后胎儿死亡风险会显著增加。

中、重度羊水过多(AFI>30cm 或最大羊水池垂直深度>12cm)的孕妇常合并胎儿畸形,建议到产前诊断中心进一步评估。终止妊娠的时机应个体化决定。

### 2.1.3.16　低置胎盘

胎盘边缘距宫颈内口 10~20mm 妊娠属于低置胎盘。对于低置胎盘的最佳分娩途径,目前尚有争议。一般认为,无反复阴道流血、无其他产科情况的低置胎盘者,尤其孕 35 周后经阴道超声测量胎盘边缘距子宫颈内口 11~20mm 的孕妇,可考虑自然分娩。

上述各种特定情况下的引产时机总结见表 2-3。

表 2-3　特定情况下的引产时机

| 特定情况 | 引产时机 |
| --- | --- |
| 母体情况 | |
| 慢性高血压—未用药 | 孕 38~39 周 |
| 慢性高血压—药物控制良好 | 孕 37~39 周 |
| 慢性高血压—并发子痫前期(无严重表现) | ≥孕 37 周 |
| 慢性高血压—难以控制或并发子痫前期严重表现 | ≥孕 34 周 |
| 妊娠期高血压 | ≥孕 37 周 |
| 子痫前期—无严重临床表现 | ≥孕 37 周 |
| 子痫前期—有严重临床表现 | ≥孕 34 周 |
| A1 型 GDM | 预产期 |
| A2 型 GDM/PGDM 控制良好 | 孕 39~39$^{+6}$周 |

续 表

| 特定情况 | 引产时机 |
|---|---|
| 血糖控制不佳,伴发微血管病变,既往有死胎史 | 个体化处理 |
| 轻度 ICP | 孕 38～39 周 |
| 重度 ICP | 孕 34～37$^{+6}$ 周 |
| 低置胎盘 | 个体化处理 |
| PROM | 破膜后 2～12 小时 |
| PPROM(34～36$^{+6}$ 周) | 个体化处理 |
| TOLAC | 同非剖宫产术后孕妇 |
| 高龄(年龄≥40 岁) | 孕 39～40 周 |
| 胎儿情况 | |
| 延期妊娠 | 及时引产 |
| 死胎史 | 不推荐在孕 39 周之前 |
| FGR | 个体化处理 |
| 巨大儿 | 孕 39～39$^{+6}$ 周 |
| 双胎:DCDA,无并发症 | 孕 38～38$^{+6}$ 周 |
| 双胎:MCDA,无并发症 | 孕 37～37$^{+6}$ 周 |
| 双胎:DCDA,有并发症 | 个体化处理 |
| 双胎:MCDA,有并发症 | 个体化处理 |
| 羊水过少(无其他合并症) | 孕 36～37$^{+6}$ 周 |
| 轻度羊水过多(无其他合并症) | 孕 39～39$^{+6}$ 周 |
| 中、重度羊水过多 | 个体化处理 |
| 母儿血型不合(无须宫内输血) | 孕 37～38$^{+6}$ 周 |
| 母儿血型不合(需宫内输血) | 个体化处理 |

## 2.1.4 引产禁忌证

### 2.1.4.1 绝对禁忌证

(1)孕妇有严重合并症或并发症,不能耐受阴道分娩或不能经阴道分娩的(如心功能衰竭、严重肺功能不良、重型肝肾疾病、重度子痫前期并发器官功能损害等患者)。

（2）胎儿异常，如胎儿宫内窘迫无法耐受宫缩、明显头盆不称或胎位异常（如横位、初产臀位）者，连体双胎经阴道分娩困难者。

（3）胎儿附属物异常，如完全性及部分性前置胎盘、严重胎盘功能不良、前置血管、脐带先露或脐带隐性脱垂。

（4）生殖道畸形、软产道异常、产道阻塞而估计经阴道分娩困难者。

（5）有子宫手术史者，如有古典式剖宫产术或子宫破裂史、特殊部位子宫较大肌瘤剔除史者。

（6）宫颈癌或宫颈部位子宫肌瘤患者。

（7）性传播疾病患者，如尖锐湿疣病灶广泛存在于外阴、阴道、宫颈，或巨大病灶堵塞软产道，生殖道活动性疱疹或前驱症状，未经治疗的 HIV 感染者等。

（8）对引产药物过敏者。

### 2.1.4.2 相对禁忌证

相对禁忌证包括：臀位（符合阴道分娩条件者）；羊水过多；双胎或多胎妊娠；经产妇分娩 5 次及以上者。

## ★ 2.2 催 产

催产是指临产后因宫缩乏力出现宫颈扩张以及胎头下降延缓或停滞的现象，而需借助人工方法促进宫缩、加速分娩的过程。

### 2.2.1 催产方法

#### 2.2.1.1 非药物方法

（1）人工破膜是产程处理中常用的操作技术。人工破膜后能使胎先露下降，紧贴子宫下段与宫颈内口，反射性引起内源性缩宫素释放，增强子宫收缩，加速产程进展。用于催产时，人工破膜可在产程的不同阶段进行，但需要强调的是，有指征情况下的人工破膜多数是在宫缩乏力所致产程延长或停滞时。人工破膜前需行阴道检查，排除头盆不称及异常胎位（高直后位、前不均倾、颏先露等），破膜后还要观察羊水性状，必要时可及时采取相应措施。关于人工破膜的手术操作方式、并发症及注意事项参见引产时人工破膜（见本章第一节）。

（2）乳头按摩，刺激乳头也可反射性引起内源性缩宫素释放，加强子宫收缩。

（3）针刺合谷、三阴交、太冲、支沟等穴位，也可增强宫缩。

### 2.2.1.2 药物性方法

（1）缩宫素静脉滴注催产

催产前通常先行人工破膜；对于破膜后半小时宫缩仍未改善者，可考虑应用缩宫素加强宫缩。静脉滴注缩宫素是临床常用的、安全的催产方法，使用方法、剂量调整、注意事项基本上与引产相同（见本章第一节）。

因个体对缩宫素的敏感度差异极大，所以不同国家和不同医疗机构颁布的缩宫素应用方案在起始浓度、增加间隔和速度方面存在较大的差异，总体上可分为低剂量方案和高剂量方案，但每个方案都建议采用静脉输液泵输注以保证输注剂量的准确性。

ACOG 在比较有关研究后指出，低剂量方案和高剂量方案在建立有效宫缩方面同样有效，并可随时调整用药剂量，保持生理水平的有效宫缩。

我国不同地区的卫生医疗机构大多有明确的剂量限定标准，医院应根据情况建立本医院的缩宫素点滴引产的常规。中华医学会妇产科学分会产科学组推荐低剂量缩宫素方案，即从小剂量开始循序增量，根据宫缩、胎心情况调整滴速。关键是宫缩节律性与产程匹配，产程按正常进展。

关于缩宫素给予的时间段，也有相关研究。有研究对 9 个随机对照试验 1538 例单胎妊娠进行 meta 分析。观察组：接受缩宫素引产者进入活跃期，停用缩宫素；在活跃期宫口无扩张时间≥2 小时或明确宫缩不佳时，重新启用缩宫素。对照组：持续使用小剂量缩宫素至分娩。结果发现，观察组的剖宫产风险显著降低，宫缩过频风险显著降低，活跃期持续时间更短。

也有专门针对引产后宫口 3cm 关于宫缩素持续使用抑或停止使用进行比较研究，结果发现间歇性使用缩宫素的输注时间短、活跃期时间短、子宫过度刺激发生率低。

（2）缩宫素催产注意事项

➢ 缩宫素催产应在产房进行，催产前应对母儿状况进行全面评估，并行胎心监护，了解胎盘储备功能。在使用缩宫素催产前应行阴道检查，明确有无头盆不称及异常胎位（高直后位、前不均倾、颏先露等）。如果在第一、二产程发生子宫收缩过频，易发生胎儿酸中毒，强调子宫松弛时间的重要性。当宫缩每 2 分钟 1 次时，胎儿氧饱和度处于基线水平而不能恢复；宫缩间隔时间<2 分钟，胎儿脑氧合降低；宫缩间隔时间保持 2～3 分钟及以上，胎儿脑氧合可保持稳定。

➢ 若催产前孕妇尚未破膜，应先行人工破膜；破膜后胎先露部下降，配合使用缩宫素可缩短产程，催产的成功率也高，且可观察羊水性状。

➤　催产过程中,若胎头与子宫下段及宫颈紧贴,可不必限定孕妇卧床;对于存在胎头俯屈不良以及持续枕横位或枕后位者,要注意调整孕妇体位。

➤　缩宫素催产时,静脉滴注瓶上应有醒目的缩宫素标识。

➤　个体对缩宫素的敏感性差异极大,即使用低浓度静滴也仍有可能出现过强宫缩。因此,在缩宫素催产过程中应有专人监护,观察产妇生命体征、胎心变化及宫缩情况。每 15 分钟记录 1 次宫缩及胎心情况,每 2 小时记录孕妇体温、呼吸、血压、脉搏等生命体征,并注意观察羊水颜色、性状、量等,必要时予以持续胎心监测。如发现宫缩过频(观察半小时内,10 分钟宫缩超过 5 次),而胎心率正常,应降低缩宫素滴注速度再观察宫缩;如果胎心率异常,应立即停用缩宫素,孕妇取左侧卧位或变换体位,吸氧,同时评估宫颈扩张状况,除外脐带脱垂等因素。如停注缩宫素后,宫缩仍不能缓解,应予以皮下注射 0.25mg 特布他林或静脉滴注硫酸镁,以防发生胎儿宫内窘迫甚至子宫破裂,必要时需急诊手术终止妊娠,并做好新生儿抢救复苏工作。

➤　缩宫素催产应避免肌肉注射、穴位注射、鼻黏膜滴注等给药方式,因为这些给药方式难以掌握缩宫素实际进入体内的剂量及浓度,可能引起强直宫缩、胎儿宫内窘迫、子宫破裂、羊水栓塞等危及母儿生命的严重并发症。

➤　缩宫素过敏非常罕见,其临床表现为胸闷、气急、寒战甚至休克,但有时也难以与缩宫素的心血管反应或羊水栓塞鉴别。如发生缩宫素过敏,应即刻停用缩宫素,并迅速增开静脉通路,予以抗休克、抗过敏处理,同时呼叫抢救团队,做好 5 分钟紧急剖宫产准备。

### 2.2.2　催产适应证

催产适应证:无明显头盆不称及胎位异常,原发性或继发性低张性宫缩乏力,并导致潜伏期、活跃期延长或停滞、胎头下降延缓者。

成功的分娩基于产力、产道、胎儿及精神心理因素的相互作用。当临床表现为宫缩乏力,又排除产道、胎儿异常时,可通过催产增加产力,提高阴道分娩成功率,降低中转剖宫产率。

#### 2.2.2.1　原发性低张性宫缩乏力

原发性低张性宫缩乏力在产程一开始就出现宫缩乏力,多发生在潜伏期。首先,要明确是否真正临产。在潜伏期出现宫缩乏力,应给予孕妇充分休息,必要时给予镇静剂(如哌替啶 100mg 或吗啡 10mg 肌注),镇静治疗可以使假临产者的宫缩消失,而大多数潜伏期宫缩乏力的孕妇在充分休息之后可进入活跃期;如用镇静剂后宫缩无改善,可给予缩宫素静滴加强宫缩。

#### 2.2.2.2 继发性低张性宫缩乏力

继发性低张性宫缩乏力多发生于活跃期或第二产程,表现为临产初期宫缩正常,但宫颈扩张活跃期或第二产程时宫缩减弱,伴随宫颈扩张缓慢和胎先露下降减缓,甚至出现产程的停滞。此种情况常见于产妇疲劳,胎儿偏大,持续性枕横位与枕后位,或中骨盆平面狭窄。在第一产程,在排除头盆不称、胎位异常或其他引起梗阻性难产的情况下,人工破膜后半小时可给予小剂量缩宫素静滴。有 Meta 分析数据显示,应用缩宫素催产可降低剖宫产率,而围产儿不良结局并没有增加。对于枕后位和(或)枕横位且无明显头盆不称者,给予缩宫素加强宫缩,多数胎儿会自动旋转成枕前位并自然分娩。在第一产程和第二产程,缩宫素用于催产的关键是及时发现和正确评估宫缩乏力的正确原因,以便及时获得缩宫素加强产力的时机和足够的时限。

#### 2.2.2.3 分娩镇痛时的催产

产程中硬膜外麻醉分娩镇痛对宫缩和产程的潜在影响已引起广泛关注,随机试验尚未证明其增加第一产程的时长和剖宫产的风险。对于硬膜外麻醉分娩镇痛的产妇,在第一产程和第二产程应当警惕宫缩乏力的发生,及时观察宫缩强度、频率及产程进展,当有宫缩乏力征兆时,及时应用缩宫素催产。有文献报道,硬膜外麻醉孕妇在应用小剂量缩宫素方案催产后,剖宫产率升高,因此在缩宫素催产时要及时考虑剂量的调整问题。

### 2.2.3 催产禁忌证

#### 2.2.3.1 头盆不称

头盆不称时催产,使得胎先露部下降受阻;子宫为克服阻力,体部肌肉强烈收缩,子宫下段被迫拉长、变薄,最终破裂。此时,绝对不宜继续催产。

#### 2.2.3.2 先兆子宫破裂

在部分头盆不称病例,子宫平滑肌强烈地痉挛性收缩,导致先兆子宫破裂,但表现为产程长,子宫收缩失去正常的节律性、对称性,宫缩持续时间及间隔时间均不长,不能使宫口扩张和胎先露部下降,如果误以为宫缩乏力而给予缩宫素加强宫缩,则最终可能导致子宫破裂。

## 参考文献

[1] 高亮,程慧清,徐发林. 早期足月儿围产期高危因素及并发症临床特征的

研究[J]. 中华围产医学杂志,2016,19(3):211-218.

[2] American College of Obstetricians and Gynecologists. ACOG committee opinion no. 561: Nonmedically Indicated Early-Term Deliveries[J]. Obstet Gynecol 2013,121(4):911-915.

[3] Consortium on Safe Labor, Hibbard JU, Wilkins I, et al. Respiratory morbidity in late preterm births[J]. JAMA, 2010, 304(4): 419-425.

[4] Woythaler M, McCormick MC, Mao WY, et al. Late preterm infants and neurodevelopmental outcomes at kindergarten[J]. Pediatrics, 2015, 136(3): 424-431.

[5] ACOG Committee Opinion No. 765: Avoidance of nonmedically indicated early-term deliveries and associated neonatal morbidities[J]. Obstet Gynecol, 2019, 133(2):e156-e163.

[6] Alberico S, Erenbourg A, Hod M, et al. Immediate delivery or expectant management in gestational diabetes at term:the GINEXMAL randomised controlled trial[J]. BJOG:Am Int J Obstet Gynaecol, 2017,124(4):669-677.

[7] Melamed N, Ray JG, Geary M, et al. Induction of labor before 40 weeks is associated with lower rate of cesarean delivery in women with gestational diabetes mellitus[J]. Am J Obstet Gynecol,2016,214(3): 364. e1-364. e8.

[8] 中华医学会妇产科学分会产科学组,中华医学会围产医学分会妊娠合并糖尿病协作组. 妊娠合并糖尿病诊治指南(2014)[J]. 中华妇产科杂志, 2014,49:561-569.

[9] Berger H, Gagnon R, Sermer M, et al. SOGC clinical practice guideline No. 393: diabetes in pregnancy[J]. J Obstet Gynaecol Can, 2019, 41 (12):1814-1825.

[10] 中华医学会围产医学分会,中华医学会妇产科学分会产科学组. 妊娠并发症和合并症终止妊娠时机的专家共识[J]. 中华围产医学杂志,2020, 23:721-732.

[11] ACOG practice bulletin No. 190: gestational diabetes mellitus[J]. Obstet Gynecol, 2018, 131(2): e49-e64.

[12] American College of Obstetricians and Gynecologists' Committee on Practice Bulletins—Obstetrics. ACOG practice bulletin No. 201: pregestational diabetes mellitus[J]. Obstet Gynecol, 2018, 132:e228-

e248.

［13］Gestational hypertension and preeclampsia：ACOG practice bulletin，Number 222. Obstet Gynecol，2020，135：e237-e260.

［14］Koopmans CM，Bijlenga D，Groen H，et al. Induction of labour versus expectant monitoring for gestational hypertension or mild pre-eclampsia after 36 weeks' gestation（HYPITAT）：a multicentre，open-label randomised controlled trial［J］. Lancet，2009，374：979-988.

［15］中华医学会妇产科学分会妊娠期高血压疾病学组. 妊娠期高血压疾病诊治指南（2020）［J］. 中华妇产科杂志,2020,55:227-238.

［16］ACOG practice bulletin No. 203：chronic hypertension in pregnancy. Obstet Gynecol，2019，133：e26-e50.

［17］中华医学会妇产科学分会产科学组. 妊娠期肝内胆汁淤积症诊疗指南（2015）［J］. 中华妇产科杂志,2015,50:481-485.

［18］Lee RH，Kwok KM，Ingles S，et al. Pregnancy outcomes during an era of aggressive management for intrahepatic cholestasis of pregnancy［J］. Am J Perinatol，2008，25(6)：341-345.

［19］贺晶，陈璐，梁琤. 妊娠期肝内胆汁淤积症发生死胎的临床因素分析［J］. 中华妇产科杂志,2011，46(5)：333-337.

［20］Henderson CE，Shah RR，Gottimukkala S，et al. Primum non nocere：how active management became modus operandi for intrahepatic cholestasis of pregnancy［J］. Am J Obstet Gynecol，2014，211（3）：189-196.

［21］Management of stillbirth：obstetric care consensus No，10. Obstet Gynecol，2020，135(3)：e110-e132.

［22］Dare MR，Middleton P，Crowther CA，et al. Planned early birth versus expectant management（waiting）for prelabour rupture of membranes at term（37 weeks or more）［J］. Cochrane Database Syst Rev，2006，56（1）：CD005302.

［23］中华医学会妇产科学分会产科学组. 胎膜早破的诊断与处理指南（2015）［J］. 中华妇产科杂志,2015,50:3-8.

［24］Prelabor rupture of membranes：ACOG practice bulletin，Number 217［J］. Obstet Gynecol，2020，135(3)：e80-e97.

［25］中华医学会妇产科学分会产科学组. 妊娠晚期促子宫颈成熟与引产指

南(2014)[J]. 中华妇产科杂志,2014,49:881-885.

[26] 中华医学会妇产科学分会产科学组. 剖宫产术后再次妊娠阴道分娩管理的专家共识(2016)[J]. 中华妇产科杂志,2016,51:561-564.

[27] ACOG practice bulletin No. 205：vaginal birth after cesarean delivery[J]. Obstet Gynecol, 2019, 133(2):e110-e127.

[28] American College of Obstetricians and Gynecologists' Committee on Practice Bulletins-Obstetrics and the Society for Maternal-Fetal Medicine. ACOG practice bulletin No. 204：fetal growth restriction[J]. Obstet Gynecol, 2019, 133(2):e97-e109.

[29] 中华医学会围产医学分会胎儿医学学组,中华医学会妇产科学分会产科学组. 胎儿生长受限专家共识(2019 版)[J]. 中华围产医学杂志,2019,22:361-380.

[30] Macrosomia：ACOG practice bulletin, Number 216 [J]. Obstet Gynecol, 2020, 135(1):e18-e35.

[31] 中华医学会围产医学分会胎儿医学学组,中华医学会妇产科学分会产科学组. 双胎妊娠临床处理指南(2020 年更新)[J]. 中华围产医学杂志,2020,23(8):505-516.

[32] Rabie N, Magann E, Steelman S, et al. Oligohydramnios in complicated and uncomplicated pregnancy：a systematic review and meta-analysis[J]. Ultrasound Obstet Gynecol, 2017, 49：442-449.

[33] ACOG committee opinion No. 764：Medically indicated late-preterm and early-Term deliveries[J]. Obstet Gynecol, 2019, 133：e151-e155.

[34] American College of Obstetricians and Gynecologists' Committee on Practice Bulletins-Obstetrics. ACOG practice bulletin No. 192：management of alloimmunization during pregnancy [J]. Obstet Gynecol, 2018, 131：e82-e90.

[35] Walker KF, Bugg GJ, Macpherson M, et al. Randomized trial of labor induction in women 35 years of age or older[J]. N Engl J Med, 2016, 374:813-822.

[36] ACOG practice bulletin No. 107：induction of labor[J]. Obstet Gynecol, 2009, 114(2 Pt 1):386-397.

[37] Wei SQ, Luo ZC, Xu HR, et al. The effect of early oxytocin augmentation in labor：a meta-analysis. Obstet Gynecol, 2009, 114:641-649.

# 第3章 引产前评估与促宫颈成熟的意义

准确掌握引产指征，引产前做好充分的准备工作，这是引产成功的基础，也是促进自然分娩的第一步。宫颈成熟度在引产中具有决定性地位，因此，正确评价子宫颈成熟度是引产成功的关键。目前，临床上评估宫颈成熟度的方法主要包括经阴道宫颈生物物理评估（即阴道宫颈指检）和超声评估，不同手段均存在各自优缺点。此外，应用生化标志物预测分娩或引产成功率也是未来的研究方向之一。临床应用中可结合实际医疗条件和医务工作者的掌握熟练程度，选择合理的宫颈成熟度评估手段。

· 引产前应再次核实预产期，全面评估引产指征及时机、有无母体并发症及其严重程度、孕妇骨盆情况、胎儿宫内情况及胎儿成熟度。

· 对于具备引产医学指征的孕晚期妇女，引产前通常需先评估宫颈成熟度。

· 宫颈成熟度的评估方法包括经阴道宫颈指检、经阴道超声测量宫颈长度、宫颈超声弹性成像以及一些生化标志物测定。这些方法各有优缺点。

· 改良 Bishop 评分法是目前最常用的宫颈成熟度评估手段，Bishop 评分≥6 分，提示宫颈成熟。

· 引产成功的标准尚未统一，不推荐使用任何模型来预测引产后阴道分娩的成功率。在制定引产决策时，应综合评估并考虑个体差异。

## ★ 3.1 引产前准备

参照中华医学会妇产科学分会产科学组于 2014 年制定的《妊娠晚期促子宫颈成熟与引产指南（2014）》，在实施引产前应做好如下准备。

（1）引产指征和预产期评估：仔细核对引产指征，排除引产禁忌；核实预产期,防止医源性的早产和不必要的引产。必须住院引产。

（2）胎儿成熟度评估:如果胎肺尚未成熟,在母儿情况允许的情况下,尽可能先行促胎肺成熟后再引产。

（3）骨盆评估:详细检查骨盆情况,包括骨盆大小及形态、胎儿大小、胎位、头盆关系等,排除阴道分娩禁忌证。

（4）胎儿宫内情况评估:引产前进行胎儿监护和超声检查,了解胎儿宫内状况,再次重点评估胎儿大小与胎儿对宫缩的耐受力。

（5）并发症情况评估:对于妊娠合并内外科疾病及产科并发症者,在引产前,充分评估疾病严重程度及经阴道分娩的风险,并进行相应检查,制定详细的处理方案及预案。

（6）对医护人员的基本要求:医护人员应熟练掌握各种引产方法的特点,如经阴道放置要掌握放置技巧,了解引产的危险性及其并发症的早期诊断和处理,要严密观察产程,做好详细、及时、真实的记录,引产期间需配备行阴道助产及剖宫产的人员和设备。

## ☆ 3.2　宫颈成熟度评估方法与评价

虽然关于妊娠期间子宫颈成熟至子宫颈管消退及子宫口扩张的具体机制还未明确,但宫颈成熟度在引产中具有决定性地位的这一观点不容置疑。首先,引产成功与否取决于宫颈成熟度。对未成熟子宫颈实施引产可能增加缩宫素等药物使用率,导致引产失败、产程延长、剖宫产率上升、产后出血等,增加母儿患病率。其次,在引产过程中,需对子宫颈成熟度进行重复评估,来指导引产方案的后续实施。目前,临床上评估宫颈成熟度的方法主要包括经阴道宫颈生物物理评估和超声评估,前者主要指 Bishop 评分,后者则包括经阴道超声测量宫颈长度(transvaginal ultrasound cervical length,TVU CL)和宫颈超声弹性成像。经阴道指检依赖操作者的经验及技巧,缺乏定量指标,且对宫颈上段难以评估,但操作简单且结果直观,在临床上广泛应用至今。超声测量虽然无创,且可定量评估宫颈长度和组织软硬度,但对于能否预测引产成败仍存在争议。下文对不同评估方法及其利弊和评估效能进行阐述。

### 3.2.1　宫颈生物物理评估

#### 3.2.1.1　Bishop 评分

在众多的宫颈成熟度评估方法中,宫颈 Bishop 评分最为著名。1964 年,

Bishop 评分以足月经产妇、无妊娠并发症、头位的孕妇为研究对象，根据宫口扩张、子宫颈管长度（消退）、宫颈软硬度（质地）、子宫口位置、先露位置 5 项指标对宫颈成熟度进行综合判断，形成评分系统（pelvic score）（见表 3-1）。在该系统中，每项指标分为 4 个等级，以 0～3 分表示，最高分为 13 分，并认为宫颈评分≥9 分预示选择性引产一定能成功。Bishop 强调该评分系统仅适用于足月、头位且无并发症的孕妇，但 Bishop 评分系统自提出至今，已被广泛用于评估各种需要引产的孕妇。

表 3-1  宫颈成熟度 Bishop 评分

| 指标 | 评分 | | | |
|---|---|---|---|---|
| | 0 | 1 | 2 | 3 |
| 宫颈扩张（cm） | 0 | 1～2 | 3～4 | ≥5 |
| 宫颈管消失（%） | 0～30 | 40～50 | 60～70 | ≥80 |
| 先露部位 | −3 | −2 | −1～0 | +1～+2 |
| 宫颈质地 | 硬 | 中等 | 软 | — |
| 宫颈位置 | 后 | 中 | 前 | — |

### 3.2.1.2  Bishop 评分的改进

为了使 Bishop 评分更简便实用，同时提高对成功引产的预测性，学者们提出了多种改进方案。1966 年，Burnett 提出了经阴道指诊的 Bishop 评分，即改良后的 Bishop 评分，将每项指标分成 3 个等级，即 0～2 分，5 项指标最高分为 10 分，该方法一直沿用至今。此外，宫颈消失程度不再用百分率表示，而是用绝对值表示，即实际宫颈管长度（见表 3-2）。Burnett 发现，所有宫颈评分为 9 分或 10 分的孕妇，分娩时间均小于 4 小时；6～8 分的孕妇，90% 在 6 小时内分娩；而对小于 6 分者，则难以预测分娩时间。

表 3-2  Brunett 改良评分系统

| 指标 | 评分 | | |
|---|---|---|---|
| | 0 | 1 | 2 |
| 宫颈扩张（cm） | <1.5 | 1.5～3 | >3 |
| 宫颈管消失（cm） | ≥1.5 | <1.5～>0.5 | ≤0.5 |
| 先露部位 | ≥−2 | −1 | ≤0 |
| 宫颈质地 | 硬 | 中等 | 软 |
| 宫颈位置 | 后 | 中 | 前 |

同期,Friedman 等提出了 Bishop 评分的另一种改良方案(见表 3-3)。他们在对 408 例引产的经产妇进行评估后发现,引产前宫颈评分与第一产程的潜伏期长度呈负相关,而 Bishop 评分的每个因素均不会影响第一产程的潜伏期长度。因此,他们提出权重评分体系,其中以宫颈扩张度权重系数最高,但作者指出该评分系统的性能较 Bishop 评分无明显改善。

表 3-3　Friedman 改良评分系统

| 指标 | 未加权 | 简单加权 | 复杂加权 |
| --- | --- | --- | --- |
| 宫颈扩张(cm) | 0～3 | ×2 | ×4 |
| 宫颈管消失(cm) | 0～3 | ×1 | ×2 |
| 先露部位 | 0～3 | ×1 | ×2 |
| 宫颈质地 | 0～2 | ×1 | ×2 |
| 宫颈位置 | 0～2 | ×0 | ×1 |
| 分数范围 | 0～13 | 0～14 | 0～30 |

Calder 等自 1974 年起在其发表的系列研究中采用改良的 Bishop 评分法对引产妇女进行宫颈成熟度评估(见表 3-4)。虽然缺乏对 Calder 改良评分法与原始 Bishop 评分法性能的比较研究,但 NICE 2008 年指南中亦采用该评分系统对宫颈成熟度进行评估。

表 3-4　Calder 改良评分系统

| 指标 | 评分 | | | |
| --- | --- | --- | --- | --- |
| | 0 | 1 | 2 | 3 |
| 宫颈扩张(cm) | <1 | 1～2 | 3～4 | 5～6 |
| 宫颈管长度(cm) | 4 | 2～4 | 1～2 | <1 |
| 先露部位 | -3 | -2 | -1/0 | +1/+2 |
| 宫颈质地 | 硬 | 中等 | 软 | |
| 宫颈位置 | 后 | 中/前 | | |

Lange 等于 1982 年对 1189 例因医学因素或产科指征使用不同方法引产的孕妇进行评估和研究,证实 Bishop 评分与引产成功密切相关。使用多元线性回归分析认为,宫颈扩张的权重至少是其他因素的 2 倍。基于这些发现,作者提出了 Bishop 评分的另一种简化的权重评分系统(见表 3-5)。

表 3-5　Lange 改良评分系统

| 指标 | 评分 | | | | 系数 |
|---|---|---|---|---|---|
| | 0 | 1 | 2 | 3 | |
| 宫颈扩张(cm) | 0 | 1~2 | 3~4 | >4 | ×2 |
| 宫颈管长度(cm) | 3 | 2 | 1 | 0 | ×1 |
| 先露部位 | -3 | -2 | -1 或 0 | +1 或+2 | ×1 |

此外,还有学者提出了改进的简化 Bishop 评分(simplified Bishop score,SBS),仅包括宫口扩张、宫颈管消失和先露高低,并认为该评分系统与原始的评分系统一样有效。SBS≤5 分者,阴道分娩率降低。

### 3.2.1.3　Bishop 评分体系的评价

无论是原始 Bishop 评分,还是改良 Bishop 评分,最初都是基于经产妇设计的,且经直肠检查子宫颈情况。由于 Bishop 评分操作简单,结果较为直观,所以在过去 60 年的临床实践中已被推广至所有选择性引产前宫颈成熟度的评估,具有一定的实用价值。国内长期使用的宫颈评分为原始 Bishop 评分。一项纳入 59 项研究的系统综述报道称,Bishop 评分与阴道分娩和引产-分娩时间间隔相关,而与引产-活跃期时间间隔无关,认为 Bishop 评分是预测引产后能否经阴道分娩的最为有效和准确的方法。随后,Kolkman 等在 2013 年发表的一项系统综述中评估了 Bishop 评分系统对阴道分娩的预测能力。该综述纳入了 40 项研究计 13757 名女性,通过 ROC 曲线发现 Bishop 评分 4 分、5 分、6 分和<9 分对预测剖宫产的敏感性分别为 47%、61%、78% 和 95%,特异性分别为 75%、53%、44% 和 30%。尽管 96% 的 Bishop 评分≥9 分的女性可通过阴道分娩,但是根据临床实践中使用的切割值(4 分、5 分或 6 分)无法预测分娩结局,因此该评分系统并不能决定是否需要引产。

目前,Bishop 评分仍是在引产开始及引产过程中评估子宫颈成熟度的主要方法,但该评分系统也存在弊端。①其评分主观性强,重复性差,不同检查者对同一孕妇的阴道检查结果有较大差异。②宫颈的真实长度无法通过阴道检查准确评估,经阴道指检仅能触及子宫颈阴道部,对占子宫颈一半的阴道上段子宫颈长度难以评估,亦无法获得宫颈内口的形态及质地。③5 项评价指标中的每一项应给予不同权重,如将宫颈扩张度、先露位置的评分提高,但如此改良后的评分系统复杂性增加,而预测成功引产的正确率没有明显提高。系统综述指出,由于所纳入的研究文献存在引产指征、引产方式、剖宫产指征等内容缺失,文献存在异质性,部分文献未描述所使用的是原始的 Bishop 评分还是 Burnett 改良 Bishop 评分,所以无法明确这两种评分系统是否存在差异,以及 13 分制中的 8 分和 10 分制中的 6 分的意义是否相同。

### 3.2.2　超声评价子宫颈

鉴于 Bishop 评分主观性强且准确性有限,对阴道分娩预测的敏感性较低,长期以来人们一直在寻求更好的预测手段。理论上讲,孕晚期宫颈同时具有缩短和变软两大特点,为临产做准备。因此,预测引产能否成功不仅要对子宫颈长度进行评估,而且要对子宫颈本身组织学特性进行评估,这便是采用超声进行子宫颈形态学检查以预测分娩发动的组织学基础。宫颈内口正常呈"T"形,前羊膜囊突入宫颈管形成宫颈漏斗,宫颈漏斗的形成与宫颈长度紧密相关,漏斗越大,则剩余功能性宫颈长度越短,因此成为早产预测的指标之一。近些年,有大量的研究探索超声在引产前宫颈条件评估中的作用,包括超声测量宫颈长度、宽度及内口漏斗形成和超声弹性成像评估宫颈的硬度。

#### 3.2.2.1　子宫颈的超声测量方法

超声监测子宫颈的途径主要包括经腹部、会阴及阴道测量。在实际临床应用中,经阴道超声成为目前首选的评估宫颈长度的标准方法,其探头距宫颈更近,能清晰完整地显示整个宫颈,且不受肠道积气的影响,亦未见阴道超声增加感染发生率或因检查刺激而引发早产的报道。根据英国胎儿医学基金会的标准,经阴道超声测量子宫颈的规范操作方法如下。①受检者排空膀胱,取截石位。②准备清洁探头,头端涂医用耦合剂,外套避孕套。③将探头放置于受检者阴道前穹隆处内。④轻接触宫颈,轻转探头,获得宫颈矢状切面,沿着宫颈管纵轴的宫颈黏膜回声清晰可见。⑤为避免探头过度施压而人为拉长宫颈,先将探头向外退出,直至图像模糊,缓慢向前送入,重新得到清晰图像。⑥放大图像,使宫颈占据显示屏的 2/3,内、外口和宫颈管均显示。⑦沿着宫颈管,测量内口与外口之间的距离,即为宫颈的长度。根据宫颈形态选择测量方法:对宫颈形态平直者,测量内口和外口间的直线距离;对宫颈弯曲者,可取基本符合曲线的两条直线之和。避免将子宫下段的收缩测量在内,测量 3 次,以毫米为单位记录最佳测量结果并取平均值。⑧除测量子宫颈长度外,其他可观察的指标还包括宫颈内口有无开大,即有无漏斗形成,测量漏斗的长度与宽度。

### 3.2.2.2 基于子宫颈长度测量的超声评分系统

有学者基于超声测量宫颈长度提出了不同的超声评分系统。Keepanasseril 等对 311 例需要引产的孕妇进行前瞻性研究,纳入产次、超声测量宫颈长度和宫颈长轴与后方胎头夹角(posterior cervical angle,宫颈-胎头夹角)建立了新的评分系统(见表 3-6),总分 13 分,以 6 分为界预测引产成功的灵敏度为 95.5%,特异性为 84.6%,并认为该评分系统较传统的 Bishop 评分更有效。

表 3-6　Keepanasseril 超声评分系统

| 指标 | 0 | 1 | 2 | 4 | 8 |
|---|---|---|---|---|---|
| 产次 | 初产妇 | 经产妇 | | | |
| 宫颈长度(cm) | >3.2 | | | 2.1~3.2 | <2.1 |
| 宫颈-胎头夹角 | <90° | | 90°~110° | >110° | |

随后,Baipai 等前瞻性纳入了 131 例足月引产的孕妇,将进入活跃期定义为引产成功,比较 Bishop 评分与超声宫颈评分的效力(见表 3-7)。研究发现,以 4 分为界,超声宫颈评分优于 Bishop 评分(敏感性 77% vs. 65%,特异性 93% vs. 86%),超声宫颈评分 ROC 曲线下面积亦大于 Bishop 评分。由此,Baipai 等认为超声宫颈评分对引产成功的预测效力优于传统的 Bishop 评分,且超声测量宫颈长和先露至宫颈外口的距离较各自平均值(分别为 2.54cm 和 2.79mm)每增加 1mm,引产失败的风险分别增加 6.5% 和 11%。亦有学者分析,Manipal 评分>5 分和 Bishop 评分>4 分对引产成功的预测的敏感性分别为 91.5% 和 98.8%,特异性分别为 91.3% 和 69.6%,并认为超声宫颈评分用于预测引产成功性更为客观、更具有优势。

表 3-7　Manipal 超声评分系统

| 指标 | 0 | 1 | 2 |
|---|---|---|---|
| 宫颈长度(cm) | 初产妇 | 经产妇 | |
| 漏斗长度(cm) | >3.2 | | |
| 漏斗宽度(cm) | <90° | | 90°~110° |
| 宫颈位置 | 弯曲 | | 笔直 |
| 先露至宫颈外口的距离(cm) | >3 | 2~3 | <2 |

### 3.2.2.3 超声测量宫颈长度用于评估宫颈成熟度的评价

经阴道测量子宫颈长度可清楚地探测宫颈的形态,准确地测量宫颈长度,补充阴道指检的不足,有一定的临床应用价值。Grotegut 等对 726 名单胎初产妇在足月后应用阴道指检和超声测量宫颈长度,发现超声宫颈长度与阴道检查的宫颈容受和宫口扩张存在相关性,但相关性较弱(拟合优度分别为 15% 和 23%)。通过多元回归分析发现,在控制产次、阴道检查宫颈管消失和宫口扩张以及超声评估宫颈至自然临产时间这些因素后,超声宫颈长度可以预测分娩方式(OR 2.96,95% CI 1.03~10.34);而只有阴道检查宫口扩张程度可以预测自然临产的时间。2013 年,Verhoeven 等所做的一项系统综述对 31 项关于宫颈长度和分娩结局的研究结果进行了汇总分析,将宫颈长度 20mm、30mm 和 40mm 作为截断值,预测剖宫产的敏感性分别为 82%,64% 和 13%,特异性分别为 34%,74% 和 95%;宫颈漏斗形成对引产失败的预测的敏感性和特异性分别为 37% 和 80%。分析所得出的结论是,超声测量宫颈长度和宫颈漏斗形成在预测足月或近足月引产的分娩方式中有一定的筛查价值。国内时春艳等研究显示,在初产妇中,与子宫颈宽度、内口扩张程度及 Bishop 评分相比,经阴道超声测量的子宫颈长度是引产潜伏期时长的唯一相关因素,且可以在一定程度上预测分娩方式;而临床常规应用的 Bishop 评分虽然与宫颈长度呈直线负相关,但与引产潜伏期时长无关,亦不能预测分娩方式。一项系统综述纳入了 5 项前瞻性研究共 735 名孕妇,结果显示孕 37~40 周时所测得的 TVU CL 对预测自然临产启动有很好的准确性(见图 3-1)。由此认为,经阴道超声宫颈长度测量可用于预测自然临产,且准确性相对较高。如果有意预测自然临产或分娩,则可在孕 37~38 周行 TVU CL 测量,但没有足够证据证明这种干预是否有利于成本效益。

但亦有研究得出不同的结论,认为经阴道超声测量宫颈长度并不一定能预测引产结局。2007 年,Hatfield 等所做的一项 meta 分析显示,子宫颈长度不是预测引产结局的有效指标,宫颈漏斗对引产结局的预测可能存在一定价值,但由于病例较少,所以仍需进一步研究。Pitarello 等研究发现,单个超声指标预测阴道分娩和引产后 24 小时内阴道分娩的 ROC 曲线下面积分别为68.9% 和 72.0%(子宫颈长度),71.6% 和 73.6%(胎头位置),72.0% 和73.4%(子宫颈扩张程度);子宫颈超声指标在联合 Bishop 评分及其他母体因素(产次、年龄、体重指数、引产方式等)时,对引产结局的预测能力可明显提升(ROC 曲线下面积分别为 80.1% 和 79.3%)。为此,我们也更主张对引产前的各项指标进行综合评估。

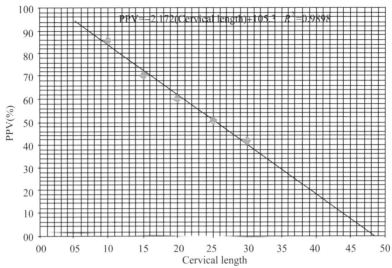

图 3-1　孕 37～40 周经阴道超声测量宫颈长度(mm)预测 7 天内自然分娩的机会(％,以 PPV 表示,阳性预测值)。例如,足月时 TVU CL 为 5mm 的孕妇,有 94％的机会在 7 天内自然临产和分娩;而 TVU CL 为 40mm 的孕妇,7 天内自然分娩的概率不到 20％

关于超声测量宫颈长度的临床应用,目前仍存在争议。在临床实践中,应正确认识超声测量值。以下四点需引起注意:①与指检相比,阴道超声检查更适用于宫颈外口尚未开放、宫颈管未消失的孕妇,其优点在于更为客观,且发生感染的风险较阴道指检低。②应考虑孕晚期宫颈的正常变化规律。Bergelin 等应用前瞻性方法,自孕 24 周始,每 2 周动态观察足月分娩单胎初产妇和经产妇的宫颈长度变化过程,分析宫颈长度变化的速率,初产妇孕 24 周和足月时的平均宫颈长度分别为 41mm 和 41mm,而经产妇则分别为 25mm 和 29mm,具有相似的变化规律,总体呈现宫颈长度逐渐缩短的趋势。一般而言,孕晚期正常的宫颈长度变化模式分为以下三种:宫颈长度持续缩短,但缩短速度保持相对稳定;在孕 30 周后,宫颈长度缩短速率加快;宫颈长度在足月前保持相对稳定,在足月后显著缩短。③鉴于初产妇和经产妇临产前后宫颈变化模式的不同,在应用经阴道超声测量宫颈长度评估宫颈成熟度时,有必要将经产妇和初产妇区别对待。对初产妇而言,子宫颈长度是评估子宫颈成熟状况的一个重要指标,单一宫颈长度的测量可用于评估引产前子宫颈成熟度,并被认为能有效估计分娩发动前的潜伏期时间。④对宫颈漏斗形成的认识,仍有待深入。有学者通过对正常足月分娩经产妇的观察发现,最早在孕 24 周左右观察到内口漏斗形成,且一般为"V"形,漏斗长度与宽度较小,不超过 10mm×10mm。此变化有可能为一过性改变,在后续随访过程中消失;但也有部分孕妇的宫颈内口漏斗呈动态变化,孕中晚期宫颈内口可见反复扩张、闭合交替出现。因此,孕 32 周后宫颈内口动态变化、漏斗形成可能是正常表现,反映了宫颈渐进性成熟的过程。

综上所述,经阴道超声测量宫颈长度是一种定量、重复性好且较客观的检测方法,可以作为 Bishop 评分的补充,在有条件的医疗机构可以开展。由于尚缺乏临床循证证据,所以超声测量结果应结合其他引产指标综合评估。

### 3.2.3　超声弹性成像技术

超声弹性成像技术(ultrasound elastography,UE)的分类方法有很多种,目前比较被认可的分类是实时组织弹性成像技术(real-time tissue elastography,RTE)、声辐射力脉冲弹性成像技术(acoustic radiation force impulse elastography,ARFIE)和超声剪切波弹性成像技术(ultrasonic shear wave elastography,USWE)。超声弹性成像技术的原理是通过应用超声探头直接加压或者特殊的探头发射超声波对组织进行激发,接收压缩前后的声波信号,转化信号移动幅度的变化并通过灰阶或者彩色的图像反映出来,形成组织弹性力学分布图。在同一个应力作用下,较硬组织的应变小于较软组织。最初以灰阶色彩图定性分析弹性图像,将疏松的组织(如羊水)设定为明亮的白色,将致密的组织(如骨骼)设定为较暗的黑色。后来,采用实时彩色图像,以色彩对不同组织进行弹性编码,借其反映组织硬度:弹性系数小的组织受压后位移变化大,显示为红色,表示组织较软;弹性系数大的组织受压后,位移变化小,显示为蓝色,表明组织较硬;弹性系数中等的组织显示为绿色,表明为中等硬度。

近年来,超声弹性成像技术在甲状腺、乳腺、肝脏等部位检查中的应用日趋成熟。如果子宫颈长度或子宫颈面积与子宫口扩张有关,那么子宫颈超声弹性成像可用来反映子宫颈软化、成熟情况。因此,越来越多的研究关注应用超声弹性成像技术获得宫颈弹性模量值,对孕期宫颈成熟度进行评估,以期为临床实践提供依据。

#### 3.2.3.1　测量方法

应用超声弹性成像技术检查宫颈一般有两种方法。①外部应力:操作者将探头轻轻向前推送,给宫颈一个轻微应力,宫颈发生应变,得到符合要求的弹性图像。②内部应力:保持探头不动,利用孕妇自身的呼吸、脉搏产生的应力,操作者不额外施加力。弹性成像模式是叠加在二维实时超声图像上的,在二维超声得到宫颈矢状面或者内外口横断面的标准图像后,直接开启弹性成像模式即可,并不用额外更换超声探头。微调转探头,获取宫颈正中矢状切面,使得宫颈占据显示屏的 1/3 以上,清晰显示宫颈内口及宫颈外口结构,测量宫颈组织超声弹性成像参数。在每个孕妇均获取 3 次及以上的弹性图像,并测量感兴趣区各参数。不同弹性超声类型有不同的软件和测量参数。例如,普通的超声弹性成像评估宫颈内外口或宫颈矢状面整体用的是应变值或应变率(strain ratio,SR),而剪切波弹性成像则测量感兴趣区内的剪切波速(shear wave speed,SWS)。

### 3.2.3.2 弹性超声用于评估宫颈成熟度的评价

Swiatkowska-Freund 等应用超声弹性成像方法对 29 例孕妇引产前评估宫颈弹性指数。结果发现,引产成功组的宫颈内口弹性指数明显高于引产失败组(1.23 vs 0.39,$P=0.024$),表明引产成功组的宫颈内口区域组织比引产失败组软,认为通过超声弹性成像能客观评估子宫颈内口区域的软硬程度,从而可有效指导引产。Hwang 等将超声弹性成像用于评估引产前整体宫颈的硬度,认为弹性指数对引产结局的预测作用并不比宫颈长度及 Bishop 评分差,超声测量宫颈长度与超声弹性成像技术相结合可提高对引产结局的预测价值。Fruscalzo 等的研究结果表明,宫颈弹性对引产成功与否的预测具有重要意义,表现为宫颈组织越硬,引产失败率越高。因此,他们认为对宫颈硬度的定量评估优于传统的凭借触诊主观得到的结果。Hee 等对 49 例孕妇宫颈前壁组织硬度进行弹性评估,发现超声弹性成像对产程中宫颈管扩张所需时间的预测价值明显高于宫颈长度和 Bishop 评分,说明超声弹性成像技术对于提高引产成功率具有重要的指导作用。但也有研究结果持相反结论。Molina 等通过对 112 例孕妇的研究发现,不同区域的子宫颈弹性评分不同,其中子宫颈外部及子宫颈前唇比子宫颈内部及子宫颈后唇软,这可能与检查者对子宫颈不同区域施加的外力不同有关,并不能认为超声弹性成像可以反映子宫颈组织的成熟度。

超声弹性成像最大的特点是定量,用量化的数据描述生理和病理状态,但其对孕期宫颈的评估也存在局限性。①超声弹性成像受操作者技术、探头压力等影响,不同的操作者所用的弹性软件及分析方法不同。大量研究表明,使用标准化的操作方法进行超声弹性成像,操作者本人和操作者间的弹性测量差异性小,一致性和可重复性高,因此对操作者的同质化培训十分重要。②在成像方法上,超声弹性成像的图像颜色存在异质性,并且图像颜色相同的面积呈不规则形,所以对感兴趣区域以小圆形进行取样并评分的方法可能无法代表对整个子宫颈情况的评估;并且,如果子宫颈变短或有子宫颈漏斗形成,那么选择几处小圆形面积并进行评分会变得很困难。③宫颈组织主要由结缔组织组成,其细胞外基质成分除随孕周的增加而有变化外,亦可能与年龄、产次和激素水平有关。研究认为,除孕周外,年龄、产次(初产妇或经产妇)、既往有无早产史、宫颈组织的不同区域(不同测量深度或宫颈前后唇组织)均对宫颈弹性有影响。在应用超声弹性成像评估妊娠宫颈成熟度时,除应做好测量质控外,还应将孕妇年龄、产次等纳入考虑范畴并进行综合评估。

　　总之,超声弹性成像是宫颈成熟度评估领域的一项新技术,其检测结果的影响因素较多,而已报道的研究样本量较小,缺乏一致的结论。在有条件的医疗单位可以开展研究,并积累前瞻性的研究结果。超声弹性成像对宫颈成熟度的评估在催引产期间仅作为参考。

### 3.2.4　生化标志物

　　在孕晚期,子宫颈成熟是一个主动过程,与宫缩无关。许多因素参与这个过程,包括核心蛋白聚糖、透明质酸、细胞因子及炎症介质的变化,最终导致胶原蛋白降解、含量降低、排列方向变化。同时,子宫颈细胞成分含水量和蛋白聚糖含量增加,从而使子宫颈软化。因此,寻找代表宫颈成熟度的生化标志物,并用于预测分娩或引产成功率,是学术界的研究方向之一。

#### 3.2.4.1　胎儿纤维连接蛋白

　　目前,对胎儿纤维连接蛋白(fibronectin,FFN)的研究相对较多。FFN是对绒毛膜和蜕膜起连接和黏附作用的一种糖蛋白。在正常妊娠早期,由于绒毛、羊膜和蜕膜与子宫壁层真蜕膜未融合而有少量 FFN 渗出,因此孕妇的血液循环及羊水中均含 FFN 并可被检测出。在孕 20～24 周,胎盘与子宫蜕膜之间有相互黏附和保护作用,FFN 几乎检测不到。当子宫蜕膜与胎盘绒毛或胎膜受到破坏或蛋白水解酶降解时,FFN 才可见于宫颈阴道分泌物中。在自然临产之前,FFN“渗漏”到阴道分泌物中。有学者发现,FFN 与足月引产成功之间存在联系。最早在 1995 年,Ahner 等首次研究了 FFN 与成功引产的相关性,认为 FFN 阳性可作为 24 小时内分娩的独立预测因子。近期有学者纳入 73 名在分娩时 Bishop 评分低于 5 分引产的孕妇进行了一项前瞻性研究。在该研究中,将引产后 24 小时内阴道分娩定义为成功引产。结果发现,引产成功组和引产失败组之间的宫颈长度和 Bishop 评分无显著性差异,而 FFN 阳性是成功引产的独立预测因子。因此,该研究认为,在 FFN 阴性的情况下，未经促宫颈成熟，不应尝试引产。但也有学者认为，FFN 无法对阴道分娩做出预测，对足月引产的评估亦无帮助。

### 3.2.4.2　胰岛素样生长因子结合蛋白-1

胰岛素样生长因子结合蛋白-1（insulin-like growth factor-binding protein-1，IGFBP-1）由蜕膜细胞、母儿肝脏等组织器官分泌，是胰岛素和黄体酮依赖蛋白。在母体循环中，IGFBP-1 浓度随着孕周的增加而增加。在孕中期及孕晚期母体血清、蜕膜组织中均以高磷酸化的 IGFBP-1（phosphorylated IGFBP-1，phIGFBP-1）为主；在羊水中则以低磷酸化和脱磷酸化的 IGFBP-1 为主。当子宫下段蜕膜与胎膜分离时，IGFBP-1 可经宫颈漏入阴道内，用分娩预测试纸可以检测到。研究发现，宫颈成熟者 IGFBP-1 和 phIGFBP-1 含量增加，其含量在使用前列腺素 $E_2$ 促宫颈成熟过程中亦增加，在使用球囊促宫颈成熟者中亦观察到此变化；但对于 IGFBP-1 和 phIGFBP-1 浓度变化是否能预测引产结局，仍存在争议。

### 3.2.4.3　基质金属蛋白酶

基质金属蛋白酶（matrix metalloproteinases，MMP）是一种依赖于锌的内肽酶，参与组织修复、免疫、肿瘤、炎症等过程，其活性受金属蛋白酶组织抑制剂（tissue inhibitors of metalloproteinases，TIMP）调节。妊娠期间，在胎膜中发现了几种 MMP（-1、-2、-3、-7、-8 和-9）、TIMP-1 和 TIMP-2。已有研究发现，MMP 和 TIMP 是参与早产、复发性流产等病理产科过程的重要介质，但它们在足月分娩的启动中似乎也发挥作用。宫颈黏液中 MMP 和 TIMP 的蛋白水解或非蛋白水解作用可包括局部细胞外基质成分的降解，从而促进宫颈软化。研究发现，MMP-2、MMP-8、MMP-9 和 TIMP-1 和 TIMP-2 似乎与宫颈成熟有关。但亦有学者认为，这些指标虽然在宫颈成熟过程中存在变化，但并不能预测引产结局，因此不适合临床应用。

目前，尚无单一或联合的生化标志物可代表宫颈成熟并用于预测成功引产，无法用于指导临床实践。

## ★ 3.3　宫颈成熟的标准

Bishop 评分法是目前最为公认和常用的评估宫颈成熟度的方法。虽然不同指南对 Bishop 评分体系中宫颈成熟的量化标准存在差异（见表 3-8），但较为一致的观点是 Bishop 评分的分值越高，提示宫颈越成熟。《妊娠晚期促子宫颈成熟与引产指南（2014）》指出：Bishop 评分≥6 分，提示宫颈成熟，评分越高,引产的成功率越高;Bishop 评分 < 6 分,提示宫颈不成熟,需要促宫颈成熟。促宫颈成熟的目的是改善宫颈成熟度而非诱导分娩。通常认为促宫颈成熟后 Bishop 评分 ≥ 6 分代表促宫颈成熟成功。亦有文献将 Bishop 评分增加 ≥ 3 分定义为促宫颈成熟成功。

表 3-8 宫颈成熟的不同指南比较

|  | 中国 | NICE, 2008 | ACOG, 2009 | WHO, 2011 | SOGC, 2013 | Queensland, 2017 |
|---|---|---|---|---|---|---|
| 宫颈成熟度评估方法 | Bishop 评分 | Calder 改良 Bishop 评分 | Bishop 评分 | 未定义 | Bishop 评分 | Bishop 评分 |
| 宫颈成熟 | ≥ 6 分 | ≥ 8 分 | > 6 分,如 > 8 分,则引产后阴道分娩率与自然临产相似 | 指出临床实践中如何用 Bishop 评分指导引产方式的选择 | 指出使用 Bishop 评分,以确定引产成功的可能性和选择适当的引产方法 | Bishop 评分 ≤ 6 分,即为宫颈不成熟 |
| 引产成功 | 未定义 | 引产后 24 小时内阴道分娩 | 未定义 | 将剖宫产率作为评估引产成功的指标 | 引产后 24~48 小时内阴道分娩 | 未定义 |
| 引产失败 | 破膜后且至少给予缩宫素静脉滴注 12~18 小时,产程无进展 | 经过 1 个疗程引产后未进入产程:24 小时内 1 个疗程 PGE$_2$ 片剂或凝胶(每 6 小时一次,不超过 2 次),或 1 个疗程 PGE$_2$ 栓 | 经过至少 12~18 小时的第一产程潜伏期方能诊断,有利于降低剖宫产的风险 | 未定义,但提及不仅只根据剖宫产 | 未定义 | 未达成一致。应用缩宫素 12 小时后未进入活跃期可能导致阴道分娩率显著下降。应考虑其他引产方式和(或)出院 24 小时后再次尝试引产或剖宫产 |

## ★ 3.4 引产成功的预测

引产前评估的最终目的是通过选择合适的引产方式,降低剖宫产率,成功阴道分娩。迄今为止,关于引产成功的定义尚未统一,常用的引产成功标准有"经阴道分娩""引产开始后 12 小时或者 24 小时内分娩""引产开始后 12 或者 24 小时内进入活跃期"等。值得探讨的是,引产失败究竟是否等同于未能经阴道分娩。对于引产失败的定义,不同指南也未达成一致(见表 3-8)。ACOG 和母胎医学学会(SMFM)关于安全避免初次剖宫产的共识指出,如果孕产妇和胎儿的状况允许,延长潜伏期(≥24 小时)并在胎膜破裂后至少应用缩宫素 12~18 小时,可避免因潜伏期引产失败而行剖宫产。NICE 指南认为,引产失败是指经过 1 个疗程引产未进入产程的情况。世界卫生组织指出,引产失败并不一定代表需要剖宫产。根据 Queensland 指南的说法,如果引产失败,随后的管理选择包括进一步尝试引产(时机应取决于临床情况和孕妇的意愿)或剖宫产。

引产能否成功与多种因素有关。已报道的引产成功的相关因素包括以下几个方面。①宫颈参数:包括宫口扩张、宫颈长度和(或)消失程度、宫颈质地、宫颈方向、先露位置、宫颈 Bishop 评分。②母体因素:包括孕妇的产次、年龄、种族、身高、孕前体重、产前 BMI、妊娠合并症(有无糖尿病、高血压、胎膜早破等)。③胎儿因素:孕龄、胎儿大小(有无巨大儿或胎儿生长受限)、胎儿性别。④生化标志物:如母体血清纤维连接蛋白、宫颈阴道分泌物胰岛素生长因子结合蛋白-1 等。⑤其他:如医疗机构的诊疗水平、剖宫产率、孕妇本人的阴道分娩意愿等,笔者认为其他因素更复杂,而且医生的专业经验与引产前促宫颈成熟的节奏把握甚为重要。研究者们尝试通过上述因素的不同组合来预测阴道分娩,并先后提出评分系统、电子化的评分软件和网站式的预测模型系统等,但随即有学者对验证模型时的效力提出质疑。最近,Meier 等对 1966—2018 年间的 14 个预测引产成功的模型做了系统综述,对 6 个模型进行内部验证,对 3 个模型进行外部验证,使用偏倚风险评估工具(prediction study risk of bias assessment tool,PROBAST)评估偏倚风险,其结论是应改善模型的性能和利用率,不推荐使用任何模型来确定引产后阴道分娩的成功率。

综上所述,目前尚无公认的可以预测成功引产的模型,而盲目依靠模型可能增加剖宫产率。鉴于影响引产与否的因素有很多,在临床决策时要充分考虑引产适应证、个体差异,并结合前述不同指标进行综合评估,选择适当的引产手段。宫颈成熟度依然是决定引产成功与否的重要因素。因此,在引产前检查宫颈、了解宫颈状态,是获得良好引产效果的关键要素。

# 参考文献

［1］ Bishop EH. Pelvic Scoring for Elective Induction［J］. Obstet Gynecol，1964，24:266-268.

［2］ Burnett JE. Preinduction scoring: an objective approach to induction of labor［J］. Obstet Gynecol，1966，28(4):479-483.

［3］ Friedman EA，Niswander KR，Bayonet-Rivera NP，et al. Relation of prelabor evaluation to inducibility and the course of labor. Obstet Gynecol，1966，28(4):495-501.

［4］ Calder AA，Embrey MP，Tait T. Ripening of the cervix with extra-amniotic prostaglandin E₂ in viscous gel before induction of labour. Br J Obstet Gynaecol，1977，84(4):264-268.

［5］ Calder AA，Embrey MP，Hillier K. Extra-amniotic prostaglandin E2 for the induction of labour at term. J Obstet Gynaecol Br Commonw，1974，81(1):39-46.

［6］ Laughon SK，Zhang J，Troendle J，et al. Using a simplified Bishop score to predict vaginal delivery［J］. Obstet Gynecol，2011，117(4):805-811.

［7］ Teixeira C，Lunet N，Rodrigues T，et al. The Bishop score as a determinant of labour induction success: a systematic review and meta-analysis［J］. Arch Gynecol Obstet，2012，286(3):739-753.

［8］ Kolkman DG，Verhoeven CJ，Brinkhorst SJ，et al. The Bishop score as a predictor of labor induction success: a systematic review［J］. Am J Perinatol，2013，30(8):625-630.

［9］ Keepanasseril A，Suri V，Bagga R，et al. A new objective scoring system for the prediction of successful induction of labour［J］. J Obstet Gynaecol，2012，32(2):145-147.

［10］ Bajpai N，Bhakta R，Kumar P，et al. Manipal cervical scoring system by transvaginal ultrasound in predicting successful labour induction［J］. J Clin Diagn Res，2015，9(5):QC04-09.

［11］ Bishry G，Allam IS，Rasheedy R，et al. Accuracy of the Manipal Cervical Scoring System for predicting successful induction of labour

[J]. Obstet Gynaecol，2019，39(8):1057-1064.

[12] Boozarjomehri F，Timor-Tritsch I，Chao CR，et al. Transvaginalultrasonographic evaluation of the cervix before labor：presence of cervical wedging is associated with shorter duration of induced labor [J]. Am J Obstet Gynecol，1994，171(4):1081-1087.

[13] Verhoeven CJ，Opmeer BC，Oei SG，et al. Transvaginalsonographic assessment of cervical length and wedging for predicting outcome of labor induction at term：a systematic review and meta-analysis[J]. Ultrasound Obstet Gynecol，2013，42(5):500-508.

[14] 时春艳，董悦，孟芳茵，等. 经阴道超声测量宫颈长度对初产妇足月引产的预测研究[J]. 中华围产医学杂志，2002，5(2):89-92.

[15] Saccone G，Simonetti B，Berghella V. Transvaginal ultrasound cervical length for prediction of spontaneous labour at term：a systematic review and meta-analysis. BJOG，2016,123(1):16-22.

[16] Berghella V，Di Mascio D. Evidence-based labor management：before labor (Part 1)[J]. Am J Obstet Gynecol MFM,2020,2(1):100080.

[17] Hatfield AS，Sanchez-Ramos L，Kaunitz AM. Sonographic cervical assessment to predict the success of labor induction：a systematic review with metaanalysis[J]. Am J Obstet Gynecol，2007，197(2)：186-192.

[18] Pitarello PR，Tadashi Yoshizaki C，Ruano R，et al. Prediction of successful labor induction using transvaginalsonographic cervical measurements[J]. J Clin Ultrasound，2013，41(2):76-83.

[19] Bergelin I，Valentin L. Patterns of normal change in cervical length and width during pregnancy in nulliparous women：a prospective，longitudinal ultrasound study[J]. Ultrasound Obstet Gynecol，2001，18(3):217-222.

[20] Bergelin I，Valentin L. Normal cervical changes in parous women during the second half of pregnancy-a prospective，longitudinal ultrasound study[J]. Acta Obstet Gynecol Scand，2002，81(1)：31-38.

[21] Taipale P，Hiilesmaa V. Sonographic measurement of uterine cervix at 18—22 weeks' gestation and the risk of preterm delivery[J]. Obstet

Gynecol，1998，92(6):902-907.

[22] Swiatkowska-Freund M，Preis K. Elastography of the uterine cervix: implications for success of induction of labor [J]. Ultrasound ObstetGynecol，2011，38(1):52-56.

[23] Hwang HS，Sohn IS，Kwon HS. Imaging analysis of cervical elastography for prediction of successful induction of labor at term[J]. J Ultrasound Med，2013,32(6):937-946.

[24] Fruscalzo A，Londero AP，Frhlich C，et al. Quantitative elastography of the cervix for predicting labor induction success[J]. Ultraschall Med，2015，36(1):65-73.

[25] Hee L，Rasmussen CK，Schlütter JM，et al. Quantitative sonoelastography of the uterine cervix prior to induction of labor as a predictor of cervical dilation time[J]. Acta Obstet Gynecol Scand，2014，93(7):684-690.

[26] Molina FS，Gómez LF，Florido J，et al. Quantification of cervical elastography: a reproducibility study[J]. Ultrasound Obstet Gynecol，2012，39(6):685-689.

[27] Castro L，GarcíaMejido JA，Arroyo E，et al. Influence of epidemiological characteristics (age，parity and other factors) in the assessment of healthy uterine cervical stiffness evaluated through shear wave elastography as a prior step to its use in uterine cervical pathology[J]. Arch Gynecol Obstet，2020，302(3):753-762.

[28] Ahner R，Egarter C，Kiss H，et al. Fetal fibronectin as a selection criterion for induction of term labor[J]. Am J Obstet Gynecol，1995，173(5):1513-1517.

[29] Uygur D，Ozgu-Erdinc AS，Deveer R，et al. Fetal fibronectin is more valuable than ultrasonographic examination of the cervix or Bishop score in predicting successful induction of labor[J]. J Obstet Gynecol，2016，55(1):94-97.

[30] Sciscione A，Hoffman MK，DeLuca S，et al. Fetal fibronectin as a predictor of vaginal birth in nulliparas undergoing preinduction cervical ripe ning[J]. Obstet Gynecol，2005，106(5 Pt 1):980-985.

[31] Droulez A，Girard R，Dumas AM，et al. Prediction of successful induction of labor: a comparison between fetal fibronectin assay and

the Bi shop score[J]. J Gynecol Obstet Biol Reprod (Paris), 2008, 37 (7):691-696.

[32] Nuutila M, Hiilesmaa V, Karkkainen T, et al. Phosphorylated isoforms of insulin-like growth factor binding protein-1 in the cervix as a predictor of cervical ripeness[J]. Obstet Gynecol, 1999, 94(2): 243-249.

[33] Kruit H, Heikinheimo O, Sorsa T, et al. Cervical biomarkers as predictors of successful induction of labour by Foley catheter[J]. J Obstet Gynaecol, 2018, 38(7):927-932.

[34] Kosinska-Kaczynska K, Bomba-Opon D, Bobrowska K, et al. Phosphorylated IGFBP-1 in predicting successful vaginal delivery in post-term pregnancy[J]. Arch Gynecol Obstet, 2015, 292(1):45-52.

[35] Becher N, Hein M, Danielsen CC, et al. Matrix metalloproteinases and their inhibitors in the cervical mucus plug at term of pregnancy [J]. Am J Obstet Gynecol, 2004, 191(4):1232-1239.

[36] Beksac MS, Tanacan A, Bacak HO, et al. Computerized prediction system for the route of delivery (vaginal birth versus cesarean section) [J]. J Perinat Med, 2018, 46(8):881-884.

[37] Levine LD, Downes KL, Parry S, et al. A validated calculator to estimate risk of cesarean after an induction of labor with an unfavorable cervix[J]. Am J Obstet Gynecol, 2018, 218(2):254. e1-254. e7.

[38] Alavifard S, Meier K, D'Souza R. Prediction calculator for induction of labor: no Holy Grail yet! [J]. Am J Obstet Gynecol, 2018, 219(4): 419-420.

[39] Meier K, Parrish J, D'Souza R. Prediction models for determining the success of labor induction: a systematic review [J]. Acta Obstet Gynecol Scand, 2019, 98(9):1100-1112.

# 第4章 药物促宫颈成熟

促宫颈成熟(也简称促熟)的目的是促进宫颈变软、变薄并扩张,降低引产失败率,缩短从引产到分娩的时间。若引产指征明确但宫颈条件不成熟,那么应采取促熟的方法。理想的促熟手段应尽可能模拟宫颈自然成熟过程,不引起子宫过度收缩,不影响子宫血流量,不危及母亲和胎儿的安全。机械性和药物性促熟手段各有其优劣势,至今尚无一种完美的促熟手段,也缺乏一致的循证医学证据来指导促熟方案的制定。在临床实践中,应结合母儿情况、促熟手段的利弊、医生使用经验和患者意愿,选择促熟方法。可用于促熟的药物包括前列腺素、缩宫素、硫酸脱氢表雄酮、蓖麻油等,其中以前列腺素最为常用。实践证明,前列腺素制剂促熟疗效确切且使用方便,但存在副作用和风险。此外,外源性前列腺素在促熟过程中常常诱发宫缩,因此难以将促熟与引产截然分开,促熟实际上可视为引产的第一步。

• 对于引产指征明确但宫颈条件不成熟的孕妇,应先促宫颈成熟再引产。

• 机械性或药物性促熟手段各有其优劣势,虽然亦有比较不同促熟方法的随机对照研究,但现有证据不足以证明何种方案最为安全和有效。

• 可用于促熟的药物包括前列腺素、缩宫素、硫酸脱氢表雄酮、蓖麻油等。其中,地诺前列酮和米索前列醇是最常用的促熟药物,均通过与子宫、宫颈的E型前列腺素受体结合起效。

• 与机械性促熟方法相比,前列腺素促熟发生宫缩过频的风险增加。

• 多数研究认为,地诺前列酮和米索前列醇促熟的有效性差异较小,但米索前列醇出现宫缩过频和胎心变化等产时不良事件的可能性更大,且这些不良事件的发生与剂量相关。

## ★ 4.1 前列腺素

前列腺素(prostaglandin,PG)是二十碳的不饱和羟酸,带有两个脂肪酸侧链和一个环戊烷,根据五元环和脂肪酸侧链中不饱和程度及取代基的不同,可分为 A、B、C、D、E、F、G、H、I 9 类,每类又按其侧链中所含双键的数目分成 3 个系列。前列腺素广泛存在于人体组织和体液中,对生殖系统、内分泌系统、消化系统、呼吸系统、泌尿系统、心血管系统和神经系统均有调节作用。与一般激素不同,前列腺素不是由专一的内分泌腺体分泌的,而是在需要时通过神经和激素的作用在局部合成释放,以自分泌和旁分泌的形式发挥作用,并在体内迅速代谢失活。尽管前列腺素对分娩和宫颈成熟的影响得到了广泛的研究,但将前列腺素制剂应用于临床促宫颈成熟还是经历了漫长而富有挑战的过程。天然前列腺素具有代谢迅速、口服失活、胃肠外给药半衰期短等不足;而合成前列腺素通过分子修饰和剂型改良,虽然弥补了天然前列腺素的缺点,但仍存在因前列腺素本身活性而导致不良反应的风险。

地诺前列酮(dinoprostone)和米索前列醇(misoprostol)是最常用于促熟的两种外源性前列腺素制剂。地诺前列酮是一种化学合成制剂,其结构与天然前列腺素 $E_2$(prostaglandins $E_2$,$PGE_2$)相同(见图 4-1),其置入阴道后局部释放 $PGE_2$ 以达到促宫颈成熟的效果。商品化的地诺前列酮有不同剂型,包括阴道片剂(vaginal tablet)、宫颈凝胶(endocervical gel)和阴道栓剂(vaginal insert),已在不同国家和地区批准用于引产前促宫颈成熟。米索前列醇是化学合成的前列腺素 $E_1$(prostaglandins $E_1$,$PGE_1$),与内源性 $PGE_1$ 的不同在

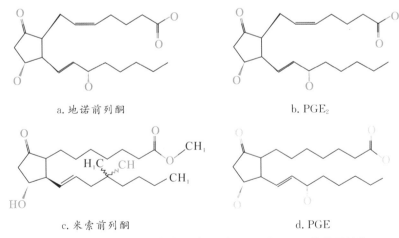

a. 地诺前列酮

b. $PGE_2$

c. 米索前列酮

d. PGE

图 4-1 地诺前列酮,米索前列醇,天然 $PGE_2$ 和 $PGE_1$ 的分子结构

于其将 C-15 羟基位移至 C-16,同时增加了 C-16 甲基,解决了 $PGE_1$ 在体内代谢快的问题(见图 4-1)。虽然内源性 $PGE_1$ 在分娩中的作用机制未知,但米索前列醇诱发宫缩和软化宫颈的特性在妇产科领域还是被广泛应用并得到了肯定。

### 4.1.1　地诺前列酮栓

　　1995 年,地诺前列酮栓经美国食品药品监督管理局(FDA)批准用于足月引产前促宫颈成熟。目前,其在国外已有多年的应用经验,并在全球许多国家和地区获准使用。1999 年,国家食品药品监督管理局(SFDA)批准将地诺前列酮栓用于足月引产前促宫颈成熟。作为国内目前唯一获批的前列腺素 $E_2$ 制剂,地诺前列酮栓在我国至今已使用近 20 年,主要应用于晚期妊娠促进宫颈成熟。2008 年,我国《妊娠晚期促宫颈成熟与引产指南(草案)》指出地诺前列酮栓可用于妊娠晚期引产前促宫颈成熟。2013 年,国内欣普贝生临床应用规范专家组发表了《欣普贝生临床应用规范专家共识》,旨在指导临床实践,让更多的临床工作者有效安全地规范用药。实践证明,地诺前列酮栓可以明显提高宫颈 Bishop 评分,对于降低我国剖宫产率是有益的,尤其是降低非适应证剖宫产率。由于使用前的产科专业性评估、指征掌握、使用经验和观察要点与疗效及并发症相关,所以有必要对正确和规范使用地诺前列酮栓做重点介绍。

#### 4.1.1.1　作用机制

　　内源性 $PGE_2$ 在人体大多数组织中的浓度较低,其主要在合成的组织中迅速代谢为非活性化合物。妊娠期间子宫及子宫颈、胎盘和胎膜均可持续分泌内源性 $PGE_2$,这不仅可促进子宫颈成熟度改变和诱导宫颈重塑,而且可以引发子宫收缩,包括刺激内源性前列腺素 $F_{2\alpha}$ 的产生,并增加子宫肌层对内源性或外源性缩宫素的敏感性。地诺前列酮是一种合成的外源性 $PGE_2$,通过在宫颈或阴道持续释放地诺前列酮,发挥促子宫颈成熟的作用。其作用机制可能有以下三种:①通过改变宫颈细胞外基质成分,如激活胶原酶,增加胶原纤维溶解和细胞外基质中水分与透明质酸,降低硫酸角质素的含量,从而软化宫颈。②影响子宫颈和子宫平滑肌,使宫颈平滑肌松弛,宫颈扩张,宫体平滑肌收缩,牵拉宫颈。③促进子宫平滑肌细胞间缝隙连接的形成。

　　地诺前列酮的作用与其受体表达密切相关。前列腺素受体家族属于 G 蛋白偶联受体超家族,有 7 个跨膜结构域。$PGE_2$ 由 E 型前列腺素受体(Eprostanoid receptor, EP)介导。EP 有四个亚型,即 EP$_1$、EP$_2$、EP$_3$ 和 EP$_4$,分别由四个不同基因编码,分布于子宫颈、子宫肌层、胎盘和胎膜。不同 EP 分别发挥介导平滑肌收缩(EP$_1$ 和 EP$_3$)和平滑肌松弛(EP$_2$ 和 EP$_4$)的作用。其中,EP$_2$ 和 EP$_4$ 受体激活后介导 cAMP 的升高而引起平滑肌松弛,EP$_1$ 和 EP$_3$ 活化后介导钙离子内流而引起平滑肌收缩(见图 4-2)。PGE$_2$ 可以靶向与四种类型 EP 结合,参与妊娠维持、宫颈重塑、诱发宫缩和分娩发动等生理过程,但 EP 不同亚型的分布和表达存在时间和空间差异,这种差异可能与个体对外源性前列腺素反应的差异性密切相关。有研究认为,在使用地诺前列酮促熟和引产失败的患者中,宫颈组织的 EP$_1$ 或 EP$_3$ 表达增加,而 EP$_4$ 表达下调,提示这些受体表达的上游信号对子宫颈成熟可能是至关重要的。

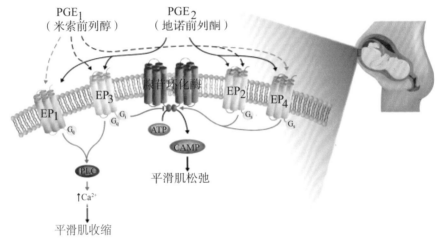

**图 4-2** 前列腺素作用于不同受体亚型对平滑肌细胞的影响。缩写:ATP,三磷酸腺苷;cAMP,环磷酸腺苷;EP,前列腺素 E 受体;PGE$_2$,前列腺素 E$_2$;PLC,磷脂酶 C。

#### 4.1.1.2 剂型和规格

地诺前列酮栓为淡黄色、半透明的长椭圆形薄片状栓剂,置于绳状聚酯网袋中,尾端连着终止带,可帮助从体内拉出栓体。栓剂的基质为聚氧化乙烯/氨基甲酸乙酯聚合物,是一种不被生物降解的水凝胶,其中交错排列着 10mg 地诺前列酮。地诺前列酮栓以约 0.3mg/h 的恒定速度释放地诺前列酮,释放时间长达 24 小时。地诺前列酮的半衰期为 2.5～5 分钟。地诺前列酮栓的优点是单次用药,不需严格无菌,药物释放速度可控制,在出现宫缩过频时方便取出;缺点是价格较高,需要冷藏及冷链输送。

### 4.1.1.3　适应证和禁忌证

（1）适应证

用于妊娠足月时（妊娠第 38 周，即妊娠 $37^{+0}$ 周开始）促子宫颈成熟，Bishop 评分≤6 分，单胎头先露，有引产指征而无母儿禁忌证。

（2）禁忌证

①$PGE_2$ 使用禁忌证（哮喘、青光眼、严重肝肾功能不全等）；②有急产史的经产妇，或有 3 次以上足月产史；③瘢痕子宫妊娠；④有子宫颈手术史或宫颈裂伤史；⑤已临产；⑥Bishop 评分≥6 分并伴有不规则宫缩；⑦盆腔炎活动期；⑧前置胎盘或不明原因出血；⑨臀位、横位；⑩胎儿窘迫或可疑胎儿窘迫；⑪正在使用缩宫素者；⑫对地诺前列酮或任何赋形剂成分过敏者。

（3）在特殊人群中的应用

特殊人群虽并非地诺前列酮栓用药禁忌，但对于特殊人群，在用药前后应做好评估和风险防范。

> 胎心监护可疑：置药前应排除胎儿窘迫，必要时可先行缩宫素激惹试验（oxytocin challenge test，OCT）评估胎儿宫内储备能力。虽然地诺前列酮栓诱发规律宫缩后也可行宫缩刺激试验（contraction stimulate test，CST）评估胎儿对宫缩的耐受能力，但鉴于前列腺素容易引起宫缩过频伴胎心变化，所以在监护可疑者时不宜直接放置地诺前列酮栓。对于药物促熟前曾进行缩宫素激惹试验评估胎儿宫内储备情况者，缩宫素停用与地诺前列酮栓放置之间的时间间隔尚无定论。鉴于缩宫素半衰期短，约为 5 分钟，一般认为停药后观察 30 分钟且核实无宫缩者，可使用地诺前列酮栓。此外，虽然行 OCT 时诱发规律宫缩后即停滴缩宫素，但在置药前仍需再次核实宫颈成熟度。

> 经产妇：常规的宫颈成熟度评价系统并不能全面反映经产妇的宫颈特点。①经产妇的宫颈顺应性强，刺激效果明显；②经产妇中高龄者比例上升，妊娠并发症风险增加，药物促宫颈成熟常受更多限制；③引产前应综合考虑既往分娩次数，是否早产，产程时间，有无器械助产，本次妊娠与前次分娩时间间隔，估计胎儿体重与既往分娩胎儿体重差异等，以评估急产或梗阻性难产的风险。对无急产史且产次小于 3 次的经产妇，可放置地诺前列酮栓促熟，但在规律宫缩后应即刻取出地诺前列酮栓，密切关注产程进展，及时做好接产准备。

> 宫颈成熟度不佳的足月胎膜早破：对于足月胎膜早破的孕妇，缩宫素静脉滴注是首选的引产方法；但宫颈条件不成熟的胎膜早破孕妇常不易自然临产且缩宫素引产失败率较高，如何改善此类孕妇的宫颈条件、提高引产

成功率,是重要的临床课题。既往研究认为,地诺前列酮栓在引产过程中可能发生剂量倾泻,引起子宫过强收缩,影响母儿安全。亦有学者认为,胎膜早破孕妇宫颈及阴道局部羊水可能加快 $PGE_2$ 的释放。研究发现,胎膜早破孕妇阴道 pH 升高,致使 $PGE_2$ 释放增加,药物局部浓度可增高,但 $PGE_2$ 主要以离子形式存在,难以被吸收入孕妇血液循环,因而血药浓度并未增加。地诺前列酮栓用于促宫颈成熟,无论是对胎膜完整孕妇还是对胎膜早破孕妇,都没有剂量倾泻作用。当然,持续较多的阴道流液会影响局部药物浓度,更使得药效的可变性增加,观察的难度亦增加。

目前认为 $PGE_2$ 并非足月胎膜早破孕妇引产禁忌,不同文献评价 $PGE_2$ 和缩宫素对胎膜早破引产的疗效,但无论是剖宫产率还是引产时间,都未得出一致结论。虽然破膜后放置地诺前列酮栓的时间间隔未明,但鉴于足月胎膜早破 24 小时内自然临产的可能性很大,为避免胎膜破裂后内源性前列腺素释放与外源性前列腺素的叠加作用,我们的经验是地诺前列酮栓的放置应至少推迟至破膜 24 小时后。从管理角度来说,最佳的置药时机是足月胎膜早破发生 24 小时后的清晨。对胎膜早破孕妇,在置药后应增加监测频率。没有证据表明前列腺素类药物会增加胎膜已破产妇的感染风险。B 族链球菌(group B streptococcus,GBS)阳性的足月胎膜早破孕妇并非地诺前列酮栓用药禁忌。

➢ 宫颈成熟度不佳的未足月胎膜早破:地诺前列酮栓在孕 $34\sim36^{+6}$ 周的晚期未足月胎膜早破孕妇中应用的相关资料较少。有文献纳入 4 项随机对照研究共 615 例孕周≥34 周的胎膜早破患者,比较米索前列醇和地诺前列酮凝胶的引产疗效,结果两组引产至分娩时间间隔、剖宫产率和 NICU 入住率均无显著性差异,米索前列醇组宫缩过频的发生率较高,结论认为两者均可用于孕周≥34 周的胎膜早破患者,但米索前列醇发生宫缩过频的风险较地诺前列酮凝胶高。因此,对有引产指征而宫颈成熟度不佳的晚期未足月胎膜早破,前列腺素并非禁忌,其中地诺前列酮的副作用比米索前列醇相对小些,充分评估后可酌情使用。目前,尚缺乏对孕周<34 周的未足月胎膜早破孕妇使用地诺前列酮的经验。

➢ 羊水量异常:对于羊水量异常者,若胎儿储备能力好,无胎儿窘迫,则在充分评估后可争取阴道分娩。若子宫颈成熟度差,地诺前列酮并非促熟禁忌。鉴于羊水过多或羊水过少易并发胎盘早剥、胎儿窘迫、脐带脱垂等围分娩期并发症,并且目前尚缺乏对羊水量异常患者采取不同促熟方法的疗效比较的随机对照研究,所以促熟或引产手段的应用应个体化考虑。对于羊水过少者(羊水指数≤5cm 或羊水最大暗区垂直深度≤2cm),由于羊水的缓冲作用减弱,而地诺前列酮栓存在宫缩过频伴胎心异常的风险,所以笔者建议先行缩宫素激惹试验评估胎儿储备能力后再行药物促熟。需要强调的是,对于羊水过少尤其孕周又接近过期妊娠者,使用前列腺素应非常慎重。对于羊水过多者(羊水指数≥25cm 或羊水最大暗区垂直深度≥8cm),宫缩过频可能增加胎膜破裂及伴随的脐带脱垂的风险。此外,胎膜破裂后宫腔压力骤降亦增加发生胎盘早剥和羊水栓塞的风险。

➢ 剖宫产术后再次妊娠阴道分娩:对于剖宫产术后再次妊娠有阴道分娩意愿需引产的孕妇,各国指南均认为相比于前列腺素药物引产,机械性引产手段可以显著降低子宫破裂的风险。目前,我国的引产指南将前列腺素制剂作为瘢痕子宫妊娠引产的禁忌;并在《剖宫产术后再次妊娠阴道分娩管理的专家共识(2016)》中指出,有引产指征的孕妇可考虑使用球囊引产或小剂量缩宫素引产,不建议使用前列腺素类药物(如米索前列醇)促宫颈成熟,因其可增加子宫破裂的风险。SOGC 和 RCOG 指出,在充分评估母儿情况并告知风险的情况下,可谨慎使用 PGE$_2$。目前,一项单中心注册临床研究 MEDICS(NCT03471858)正在进行中,其招募了一次剖宫产手术史有阴道分娩意愿且宫颈不成熟者,随机选择 Foley 球囊导管和地诺前列酮片(Prostin)进行促熟,比较两者疗效,我们期待结果。

➢ 阴道炎症:没有证据表明地诺前列酮栓促熟增加母儿感染的风险,对于存在阴道炎症而无阴道分娩禁忌证者,若宫颈成熟度差,则可使用地诺前列酮栓促熟。关于是否治疗后置药,取决于阴道炎性质:单纯白带清洁度异常或白细胞升高无特殊病原菌者,无须治疗后促熟。GBS 阳性不是药物促熟的禁忌证,地诺前列酮栓可用于已知 GBS 阳性的孕产妇,但应按照指南进行抗生素方案治疗。

#### 4.1.1.4　使用指导

(1)用药前评估

置药前 30 分钟做无应激试验(non-stress test,NST)检查,结果为电子胎心监护(electronic fetal monitoring,EFM)三级评价的Ⅰ类,无规律宫缩,且有上述适应证,无禁忌证即可用药。

(2)使用方法

➢ 放置前告知:放置前应向患者及其家属说明放置的必要性以及有可能发生的相关并发症,并签署知情同意书。应告知产妇在上厕所或洗澡时应小心,不要拉动终止带而导致栓剂意外脱出。教导产妇在出现下列情况时及时告知护士或医生：①出现规律宫缩。因为孕妇对宫缩频率和强度的感知存在主观性，且从孕妇通知医护人员到医生进行评估可能存在时间间隔，所以应告知孕妇在有规律下腹痛时(5～6 分钟一次宫缩)就应告知医护人员。特别强调应做好宣教，使孕产妇熟悉伴随症状，如下垂感、腰酸、阴道分泌物增加、见红等。②因有明显宫缩而感到不适、恶心、呕吐等。③阴道出血或有羊水流出。④地诺前列酮栓脱出或位置下降(可根据阴道外部的终止带长度判断)。⑤有排便感。

➢ 放置步骤：地诺前列酮栓自冰箱冷冻室取出后，勿将栓剂自回复装置中取出。外阴消毒后用手指夹紧栓剂向后穹窿方向置入阴道。为确保栓剂位置适宜，将其旋转 90°使其横置在后穹窿处；在阴道口留有一定长度(2～3cm)的终止带以便取出。放入后，确保患者卧床休息 20～30 分钟，以利于栓剂吸水膨胀。放置方法如图 4-3 所示。

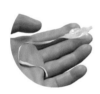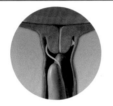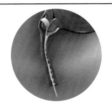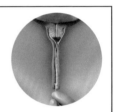

1.置入
用阴检的食指和中指夹住栓剂并置入，向阴道后穹窿的方向置入，位置尽量高些，只可以使用少量水溶性润滑剂

2.放置
食指和中指沿顺时针方向旋转 90°(1/4 圈)，将栓剂再推高一些，超过后穹窿，然后横向转 90°，使其横卡在后穹窿顶部

3.放置完成后
小心抽出手指，使栓剂保持在原来的位置，如图所示。置入栓剂后，确保让患者斜卧 20～30 分钟，使栓剂有充分的时间膨胀。而且，这也有助于使其在治疗期间保持在原来的位置。在阴道外留出足够长的终止带，以便取出

4.取出
如果需要停止前列腺素 E$_2$ 释放，可以轻轻拉动终止带，取出栓剂

**图 4-3 地诺前列酮栓放取示意**

注意事项：①建议上午置药，确保监测过程及产程处理中有足够的医护人员。②建议统一由医生放置药物，并做好放置记录。③置药地点不需严格无菌，但应能随时监测母体和胎儿情况。如条件允许，可选择在分娩室置药并监测；对于分娩室床位紧张或缺乏集中监测场所的医疗机构，我们的经验是在病区治疗室置药。④用碘伏消毒外阴，无须消毒阴道。⑤从冷冻室取出

药物后应马上使用,无须将药物升温至室温或解冻。⑥放置地诺前列酮栓前无须常规湿润。对于阴道干涩、阴道分泌物少者,可使用少量水溶性润滑剂以助放置;对于分泌物过多者,可适当擦拭阴道,以免分泌物包裹栓剂而影响药物释放。⑦置药时,多余的终止带应折叠放入阴道下段,或用灭菌剪刀剪短终止带,但是要确保终止带的长度超出阴道,以便于取药和调整药物深度。尾端不要绷得太直,以免手撤离时连同终止带一同牵拉使栓剂外移。⑧置药后,孕妇应卧床休息 20～30 分钟,以保证栓剂固定,避免脱落。⑨置药 30 分钟后若无脱落,孕妇可下床活动;如位置不正常,可重新放置。⑩置药 24 小时内,除非有指征,否则不必进行过多的、额外的多次阴道检查。⑪临床试验表明,盆浴或淋浴均不影响地诺前列酮的释放,因此置药后可以沐浴,但建议避免使用过多的沐浴液或肥皂而导致栓剂滑出。⑫若地诺前列酮栓自行脱落后被污染,应丢弃(如掉到地上、便盆或厕所),尽快置入一枚新的栓剂;若脱出后未被污染(如掉到干净的床单或裤子里),则该枚药物可再次置入。如果因可疑情况而取出栓剂,则可将其放置在无菌容器内;若随后证明不应取出,且栓剂取出后放置在干净容器内的时间少于 30 分钟,则可以再次置入栓剂。⑬地诺前列酮栓的最高释放剂量为 0.3mg/h,因此,在留置满 24 小时后取出地诺前列酮栓,不论置入过几枚栓剂,都只能吸收 7.2mg。

（3）置药后监测

在地诺前列酮栓置药后,应使用电子胎心监护仪连续监测 30 分钟,确认胎儿健康。随后,每 2～4 小时监测并记录 1 次(在给胎膜早破产妇置药后,应每小时监测 1 次),所需监测的母体情况包括生命体征、自觉症状(阴道流血流液)、不良反应(恶心、呕吐、腹泻、发热等)、宫缩(有无,频率,持续时间,强度);所需监测的胎儿情况主要是胎心(胎心率)(见图 4-4)。

置药期间,一旦出现宫缩或胎膜自然破裂,或孕妇主诉腹痛、阴道出血、胎动减少,应重新进行电子胎心监护。一旦出现不规律宫缩,则每 2 小时检查 1 次,包括宫颈软硬度、宫颈管消失及宫口开大情况(见表 4-1)。对放置地诺前列酮栓 12 小时后宫颈条件还不成熟,尤其夜间继续置药的孕妇,应加强监护。

对于宫缩的评估,除采用电子胎心监护的宫腔压力探头监测宫压外,还应注意腹部触诊核实宫缩频率和强度。由于细小宫缩有时不易被宫缩探头所探及,尤其对经产妇、腹壁厚、羊水多或监护提示无宫缩但主诉腹痛的孕妇,应仔细腹部触诊核实宫缩频率和强度,避免过早取出药物而导致引产失败,或过迟取出药物而导致宫缩过频。

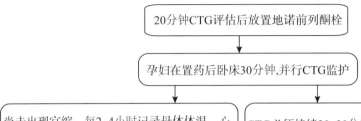

**图 4-4　地诺前列酮栓用药后监测流程**

注:CTG:cardiotocography,胎心宫缩描记图

**表 4-1　地诺前列酮栓观察记录表**

| 姓名 | | 住院号 | | | | 床号 | | | | | |
|---|---|---|---|---|---|---|---|---|---|---|---|
| 日期 | 时间 | 母体一般情况 | | | 胎儿情况 | 宫缩情况 | | | 宫颈情况 | 破膜与否 | 不良反应 | 医师签名 |
| | | 体温 | 心率 | 血压 | 胎心 | 胎心电子监护 | 宫缩间隔时间 | 宫缩持续时间 | 宫缩强度 | Bishop评分 | | |
| | | | | | | | | | | | | |

（4）取药指征

取药时,轻拉终止带,栓剂可被方便快速地取出,并在产前记录中记录取出的时间。当出现下列情况时,应终止给药。①临产。②自然破膜或人工破膜。③子宫收缩过频(每 10 分钟有 5 次及以上的宫缩)或过强。④胎儿有宫内不良状况的证据,如胎动减少或消失,胎动过频,电子胎心监护结果为电子胎心监护评价的Ⅱ类或Ⅲ类。⑤出现不能用其他原因解释的状况,考虑产妇对地诺前列酮栓发生系统性不良反应,如恶心、呕吐、腹泻、发热、低血压、母体心动过速或者阴道流血增多。⑥开始静脉滴注缩宫素前至少 30 分钟,应取出地诺前列酮栓。因为在缩宫素滴注前,如果不及时取药,那么子宫过度

刺激的风险会大大增加。⑦置药 24 小时。如果在置药后 24 小时内仍未达到充分的宫颈成熟,也应该取出本品。需要注意的是,地诺前列酮栓留置 24 小时是指药物在阴道内放置的时间,而不是距第一次置入的时间满 24 小时。

在取药指征中,较为有争议的是临产。经典的临产定义为规律且逐渐增强的宫缩,持续 30 秒或以上,间歇 5～6 分钟,同时伴随宫颈管进行性消失、宫口扩张和胎先露下降。在使用地诺前列酮栓后,一旦有了规律性的子宫收缩,只要栓剂仍然留在原位,地诺前列酮就仍会持续释放,宫缩的频率及程度不会减轻,可能造成子宫过度刺激的风险。2014 年我国《妊娠晚期促子宫颈成熟与引产指南》将规律宫缩定义为每 3 分钟 1 次的宫缩;并指出规律宫缩同时伴随宫颈成熟度的改善,宫颈 Bishop 评分≥6 分,应取药。药物说明书中则指出,不考虑宫颈变化和宫颈状态,出现每 3 分钟 1 次的规律性疼痛的宫缩,应取出地诺前列酮栓。其使用规范中指出,当出现规律宫缩并伴随有宫颈成熟度的改善时,应取药。在国外不少临床研究中,将地诺前列酮栓放置至宫口开大 2cm 甚至 3～4cm 再取药。

事实上,取药指征难以"一刀切",因为宫颈管变化规律亦存在差异。初产妇多是先宫颈管短缩消失,后宫口扩张;经产妇则多是宫颈管短缩消失与宫口扩张同时发生。有时发生了规律性的子宫收缩,宫颈可无明显的变化;只有当宫缩持续存在时,宫颈才会发生消失和扩张,但规律宫缩和宫颈成熟度改变的时间间隔存在较大变异,导致准确把握取药时机存在困难。过早取药达不到药物促熟的目的,而延迟取药则可能导致产时不良事件发生。为最大限度地提升引产效果,应结合产次、用药前宫颈评分、用药后宫缩情况综合评估决定取药时机。为了便于统一管理,尤其对于缺乏地诺前列酮栓使用经验的医疗机构,建议统一按照我国指南规定的时机取药。结合笔者经验,对于初产妇、用药前宫颈评分低、用药后无宫缩过频或胎心变化者,规律宫缩后可短期继续观察,待宫颈成熟度改善后再取药;对于经产妇、既往急产史、用药前宫颈评分相对高者,在规律宫缩后,即使无宫颈成熟度改善,亦建议取药。

(5)取药后管理

取出地诺前列酮栓后,若子宫颈成熟,即 Bishop 评分≥7 分,且诱发规律宫缩后进入产程,则按产科常规后续观察产程进展。若子宫颈成熟度改善但取药后宫缩消退或减弱,则可选用人工破膜、静脉点滴缩宫素等手段诱发或加强宫缩。对于需要使用缩宫素者,务必在取药后至少 30 分钟后。取药后进入产程者,可结合产程进展选择合适的镇痛方式。但对于置药期间痛感明显者,首要处理并非镇痛,而是评估宫缩频率和强度,排除宫缩过频、过强;然后,应阴道检查评估宫颈成熟度或产程进展,及时取药,避免急产。

(6)促熟失败后的处理

NICE指南中,将使用前列腺素引产失败定义为1个疗程治疗后没有进入产程,包括24小时内1个疗程$PGE_2$片剂或凝胶(每6小时一次,不超过2次),或1个疗程$PGE_2$栓。对于地诺前列酮栓引产失败者,需与上级医生讨论下一步方案,结合临产情况、宫颈成熟度和患者意愿选择后续处理方案,包括缩宫素、人工破膜、机械法促熟或剖宫产。有研究纳入了使用6~9mg $PGE_2$片剂后Bishop评分无改变者,发现$PGE_2$促熟无效是剖宫产的独立危险因素,且更易发生于初产妇、巨大儿或Bishop评分低(宫口开大≤1cm,宫颈消退≤50%)的孕妇中。

对于第1枚地诺前列酮栓取出后宫颈条件仍差者(尤其不适合人工破膜或机械促熟者),若无法人工破膜,可考虑再次尝试促宫颈成熟,个别研究报道放置球囊促熟可能有效,也可考虑放置第2枚地诺前列酮栓。目前,尚未有对第2个疗程地诺前列酮栓疗效进行评估的大样本随机对照研究。一项研究纳入了94例足月单胎头位初产妇使用1个疗程地诺前列酮栓后Bishop评分仍小于6分者,取药后30分钟随机选择再次使用地诺前列酮栓(两个疗程地诺前列酮栓组)或静滴缩宫素(缩宫素组)。与缩宫素组相比,两个疗程地诺前列酮栓组的阴道分娩率上升,剖宫产率下降,均有显著性差异,但缩宫素组置药后临产和置药后分娩的时间间隔更短,两组新生儿结局无显著性差异。另一项回顾性研究纳入了157例采用两个疗程地诺前列酮制剂引产的孕妇,第1疗程使用地诺前列酮栓或凝胶,取药后宫颈评分≤3分者分别再次使用原剂型地诺前列酮,宫颈评分为4~6分者使用缩宫素或地诺前列酮凝胶,宫颈评分≥7分者使用缩宫素。其中,两个疗程地诺前列酮制剂者的阴道分娩率和剖宫产率分别为40.1%和59.9%,产后出血发生率为5.7%,新生儿评分<7分率为1.3%。结论认为,两个疗程的地诺前列酮制剂可以获得良好的引产成功率且母儿风险较低。关于取出第1枚地诺前列酮栓后再次置药的时间间隔,目前尚无定论。参照地诺前列酮半衰期,在确认无宫缩且宫颈成熟度仍不佳的情况下,至少间隔30分钟方能二次置药。鉴于国内无地诺前列酮片剂或凝胶,重复置入地诺前列酮栓属于超说明书用药。笔者的经验是对于极少数第1枚前列腺素引产失败者,在谨慎评估后可酌情考虑使用第2枚地诺前列酮栓,但应由高年资医生评估且获得孕妇知情同意,此外置药时间间隔最好大于24小时。

4.1.1.5 药物相关并发症

(1)宫缩异常

➤ 临床判断

地诺前列酮栓置药后容易出现细小宫缩,属于药物性宫缩,在放置后4小时内常见,如胎心正常,在加强胎心监护和阴道检查的基础上可继续放置;如胎心监护异常,则应及时取出地诺前列酮栓。与地诺前列酮栓相关的主要不良事件是宫缩过频,发生率约为 5%～15%,大多数发生在地诺前列酮栓放置后 9.5 小时内。宫缩过频若不及时处理可导致急产,发生严重生殖道裂伤、产后出血及产褥感染;此外,宫缩过频可能增加胎儿缺氧或新生儿窒息的风险。

既往文献中关于异常宫缩的描述并不一致,临床研究报告中可能描述为宫缩过频、宫缩过强或子宫过度刺激。《欣普贝生临床应用规范专家共识》中将 10 分钟内宫缩＞5 次且 20 分钟胎心宫缩监护(cardiotocography,CTG)提示胎心正常定义为宫缩过频;将疼痛宫缩持续时间≥90 秒且 CTG 提示胎心正常定义为宫缩过强;将宫缩过频或过强且 CTG 异常定义为子宫过度刺激。事实上,2008 年由美国妇产科医师学会(American College of Obstetricians and Gynecologists,ACOG)、美国肯尼迪·施莱弗国立儿童健康与人类发展研究所(National Institute of Child Health & Human Development,NICHD)以及母胎医学会举办的产时电子胎心监测研讨会,对胎心监护模式和分类的定义进行了审定和更新,评估了现有的胎心监测分类系统,并提出了在美国使用的新建议。此后,ACOG 第 106 号和第 116 号临床指南及中华医学会围产医学分会 2015 年颁布的《电子胎心监护应用专家共识》均主要参考了 2008 年 NICHD 的共识。

综合众多意见,鉴于文献中关于子宫过度刺激和收缩过强的定义不一致,已摒弃这两个名词,建议使用伴或不伴胎心减速的宫缩过频来替代。对于宫缩频率的计算,需要观察 30 分钟宫缩图形,取 10 分钟的平均宫缩次数。正常的宫缩频率定义为 10 分钟内宫缩次数在 5 次或 5 次以下;如果 10 分钟内宫缩次数大于 5 次,定义为宫缩过频,宫缩过频可伴或不伴胎心减速。此外,尽管术语描述趋于统一,我们认为宫缩过强的诊断对临床观察和处理还是有意义的。在放置地诺前列酮栓时,除宫缩频率外,宫缩强度也是需要关注的重点。对于疼痛宫缩持续时间≥90 秒的宫缩过强者,处理流程同宫缩过强。

➢ 紧急处理

一旦发生宫缩过频/宫缩过强,应立即向上级医生汇报,同时按下述流程处理(见图4-5):①取左侧卧位,吸氧,开放静脉通路。②持续电子胎心监护。③调整或取出药物,同时可行阴道指检评估宫颈成熟度和宫口开大情况。宫颈冲洗和阴道灌洗对于缓解宫缩无效;取出药物后,宫缩过频消失的中位数时间为8.5分钟。结合笔者经验,对于出现宫缩过频的孕妇,如宫颈成熟度不够、孕妇无痛感且胎心正常,可将药物向外牵拉至阴道下1/3段继续置药,待宫缩缓解或消失后再放回阴道后穹窿;若将下拉药物后5～10分钟,宫缩仍过频,则取出药物。如宫缩过频伴胎心异常,则应直接取药。④宫缩抑制剂。取药后5～10分钟不能自行恢复,使用宫缩抑制剂,移至产房,备血,准备手术。关于宫缩抑制剂,ACOG引产指南(第107号)推荐特普他林0.25mg皮下注射。而SOGC引产指南(第296号)推荐使用硝酸甘油:缓慢静脉注射硝酸甘油50$\mu$g(静推时间不短于2～3分钟),每3～5分钟后可重复用药,最大剂量为200$\mu$g;或使用硝酸甘油喷雾剂(0.4mg,1～2喷,舌下)。由于不同医疗机构的药物种类不同,也可选择产房方便获得的其他宫缩抑制剂。若宫缩和胎心均恢复正常,则等待自然分娩或阴道助产;若宫缩不缓解或胎心持续异常,应立即行剖宫产术。

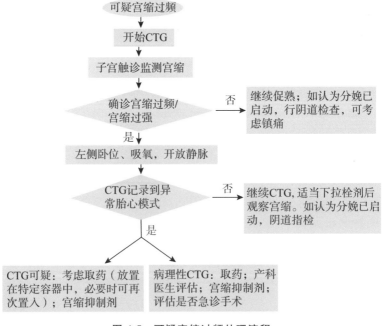

图 4-5 可疑宫缩过频处理流程

（2）胎心异常

➤　临床判断

放置地诺前列酮栓后的胎儿心率异常伴随宫缩过频出现,在临床研究报告中曾被表述为"胎儿心律异常""胎儿心动过缓""胎儿心动过速""无法解释的正常变异的缺失""胎儿心率下降""胎儿心率减速""早期或晚期减速""变异减速""延长减速"等。在比较地诺前列酮栓与 $200\mu g$ 米索前列醇栓临床疗效的随机对照研究(EXPEDITE 研究)中,分析地诺前列酮栓亚组发生的产时不良事件。结果,产时不良事件的总发生率为 4%,其中 Ⅱ 或 Ⅲ 类胎心监护、宫缩过频伴胎心变化、单纯宫缩过频和羊水粪染的发生率分别为 1.9%、1.2%、0.3% 和 0.3%;少见的产时不良事件的发生率为 0.4%,包括产前出血、胎盘早剥、发热和会阴水肿。

➤　紧急处理

一旦发生胎心变化,应立即撤药,综合胎心恢复情况、宫颈成熟度变化、产程进展情况,评估后续处理方案。若胎心在短期内可恢复,后续可采取其他方式(如缩宫素静滴)继续试产;若胎心在短期内不可恢复,根据是否可短期内阴道分娩,决定手术助产或中转剖宫产尽快结束分娩。

（3）其他不良反应

地诺前列酮栓相关的其他不良反应包括发热、恶心、呕吐、腹泻和腹痛等,其发生率<1%。$PGE_2$ 是一种调节体温的介质,作用于下丘脑,通过较为复杂的细胞信号使得调节体温中枢的体温调定点上移,引起母体发热。如果产妇发热程度较轻,无其他伴随症状,则可继续置药,给予物理降温,监测母儿情况。如果产妇体温升高明显,建议取出药物,但应警惕产时感染。前列腺素引发的胃肠道平滑肌收缩相关症状一般可以自行缓解,通常不需要预防性使用止吐药和止泻药。心血管及神经系统反应(如头痛、低血压)一般在短期内可缓解。

地诺前列酮栓上市后的监测中还报告了其他少见或罕见的不良事件,包括超敏反应、弥散性血管内凝血(disseminated intravascular coagulation, DIC)、子宫破裂、皮肤瘙痒、外阴阴道烧灼感、生殖器水肿等,其发生率未知。尽管 $PGE_2$ 是支气管扩张剂,但是没有关于使用低剂量凝胶后发生支气管收缩或显著血压变化的报告。弥散性血管内凝血是地诺前列酮栓的严重但罕见的并发症。因此,对于高龄、存在病理产科基础者(如子痫前期、感染性疾病),应警惕这些因素会进一步增加产后发生弥散性血管内凝血的风险,用药前应仔细评估,产后严密监测弥散性血管内凝血的早期征象。

### 4.1.1.6  地诺前列酮栓疗效评价

早期的安慰剂对照试验证实了地诺前列酮栓在促宫颈成熟和引产中的作用。在三项随机、双盲、安慰剂对照试验中,共有 245 名孕妇使用地诺前列酮栓,而 244 名孕妇接受安慰剂治疗。试验的主要观察指标为置药 12 小时 Bishop 评分≥6 分,或 Bishop 评分增加≥3,或置药 12 小时内阴道分娩。与安慰剂组相比,地诺前列酮栓组在置药 12 小时 Bishop 评分≥6 分或 Bishop 评分增加≥3 分的比例(三项试验为 65%~73%),或置药 12 小时内阴道分娩的比例(三项试验 21%~44%)均显著增高。

迄今为止,地诺前列酮栓在促宫颈成熟和引产中的作用已得到广泛研究,其中不乏一些较大的随机对照研究和荟萃分析,我们将在下文进行解读。阅读这些文献时应注意,不同研究中参与者的纳入排除标准存在差异。多数研究的纳入标准为足月、单胎、头位,胎心监护反应型、子宫颈成熟度不佳(通常为 Bishop 评分<6,也有 Bishop 评分≤4 分)的引产前需要促宫颈成熟的孕妇。多数研究仅纳入胎膜完整的孕妇,置药时间为 12 小时或 24 小时,并在临产或发生不良事件时取药。不同研究的主要观察指标为宫颈成熟度,置药到分娩的时间,置药后 12 或 24 小时内阴道分娩率,总的阴道分娩或剖宫产率,以及是否需要使用缩宫素等。

### 4.1.2  米索前列醇

米索前列醇是人工合成的前列腺素 $E_1$($PGE_1$)制剂,最早主要用于预防和治疗胃溃疡;后来发现,其服用后能引起妇女的子宫收缩,故开始运用于小孕周引产和促子宫颈成熟。美国食品药品管理局(FDA)于 2002 年批准将米索前列醇用于妊娠中期促宫颈成熟和引产;而用于妊娠晚期促宫颈成熟虽未经 FDA 和中国国家食品药品监督管理总局认证,但美国妇产科医师学会(ACOG)于 2009 年又重申了米索前列醇在产科领域使用的规范。中华医学会妇产科学分会产科学组分别在 2008 年和 2014 年两版《妊娠晚期促宫颈成熟与引产指南》中肯定了米索前列醇用于妊娠晚期促宫颈成熟的地位。大量临床研究证实,米索前列醇是促宫颈成熟的有效方法。与地诺前列酮相比,米索前列醇的优势在于价格低、性质稳定、保质期长、易于保存、无须冷藏,尤其适合基层医疗机构应用,但其也存在易发生子宫收缩异常、用药后难以去除的缺点。

### 4.1.2.1　作用机制

米索前列醇可增加胶原分解酶的活性,提高对胶原纤维的分解,从而达到宫颈软化、宫口扩张的效果;还可以增强子宫平滑肌收缩,产生规律宫缩,从而达到引产的效果。米索前列醇口服用药的半衰期约为 $20\sim40$ 分钟,阴道给药的半衰期为 60 分钟。与 $PGE_2$ 对 EP 受体的亲和力不同,米索前列醇与 $EP_3$ 受体具有亲和力,但也与 $EP_2$ 结合并刺激内源性 $PGE_2$ 的释放。此外,米索前列醇对不同组织的受体可能产生不同的作用。在一项关于米索前列醇对大鼠子宫和子宫颈影响的研究中,米索前列醇诱导子宫肌层而非子宫颈中 $EP_3$ mRNA 表达升高。50pg/mL 和 100pg/mL 米索前列醇可诱导子宫肌层 $PGE_2$ 分泌,但需要以 100pg/mL 的剂量才能诱导子宫颈 $PGE_2$ 分泌。这些发现可能部分解释米索前列醇用于宫颈成熟时更有效地刺激子宫肌层收缩的能力。剖宫产孕妇子宫肌肉的体外研究显示,与 $PGE_2$ 相比,米索前列醇能引起更强宫缩,减少子宫肌层中的胶原蛋白含量和结缔组织比例。这种差异可能可以解释米索前列醇和地诺前列酮在安全性方面的一些差异,也提示临床医生在引产时要区别对待瘢痕子宫与非瘢痕子宫。

### 4.1.2.2　剂型和规格

米索前列醇有 $100\mu g$ 和 $200\mu g$ 两种片剂;此外,国外尚有 $200\mu g$ 阴道栓剂。目前,国内使用的米索前列醇剂型为每片 $200\mu g$,如要试用不同剂量引产(如 $25\mu g$、$50\mu g$),需要准确分量,且不可手掰估计,以免剂量不准而造成并发症。

### 4.1.2.3　适应证和禁忌证

应用米索前列醇促宫颈成熟的适应证、禁忌证与地诺前列酮栓相同。

### 4.1.2.4　使用指导

米索前列醇的使用方法包括阴道给药、直肠给药、口服给药、舌下含服和通过颊黏膜给药。米索前列醇舌下含服后,药效发挥较快,完全吸收后的作用时间和浓度稳定,但其血药浓度较低,生物利用率低,且经过胃肠道吸收,消化道不良反应较常见;直肠给药时,米索前列醇经过直肠黏膜吸收,逐渐扩散至宫颈,故药效发挥较慢;阴道用药时,米索前列醇与宫颈直接接触,局部药物浓度较高,胃肠道不良反应较小,但药物的溶化和吸收影响因素不定,难以判断药物浓度。很多学者对米索前列醇使用剂量、给药方法及间隔时间进行了广泛的研究,结果发现米索前列醇的使用剂量不同、给药方法不同、间隔时间不同,其效果和副作用也不相同。由于通过颊黏膜、舌下或口服米索前列醇促宫颈成熟的资料还很有限,其标准剂量、治疗方案和安全性尚未完全确定,因此不建议常规使用这些给药途径。

目前普遍认可的米索前列醇促宫颈成熟方法是阴道给药。将米索前列醇放置于孕产妇阴道后穹窿,放药时尽量减少对宫颈的刺激。每次阴道放药剂量为 $25\mu g$,放药时不要将药物压成碎片;如 6 小时后仍无宫缩,可重复使用。SOGC 指南还提及用一杯水口服 $50\mu g$(确保它可以迅速吞咽,避免舌下吸收),如果无宫缩或无痛宫缩,可每 4 小时后重复给药。在重复使用米索前列醇前应行阴道检查,重新评价宫颈成熟度,了解原放置的药物是否溶化、吸收;如未溶化和吸收,则不宜再放置药物。每日总量不超过 $50\mu g$,以免药物吸收过多。

### 4.1.2.5 药物相关并发症及监测

使用米索前列醇后容易出现宫缩过强或过频,胎心变化致胎儿窘迫、新生儿窒息,或发生急产、子宫破裂、宫颈损伤等,且使用后不易取出。如前所述,较多研究表明米索前列醇较地诺前列酮更容易发生宫缩过频伴胎心变化,且与米索前列醇的剂量相关,故应尽量避免使用大剂量米索前列醇。一项荟萃分析显示,与地诺前列酮栓相比,大剂量阴道给予米索前列醇(剂量≥$50\mu g$)时宫缩过频的风险增加了近 3 倍。此外,研究认为米索前列醇的胎粪污染率更高,可能是由米索前列醇对胎儿肠道的直接作用所致的,似乎并未发现米索前列醇与其他新生儿不良结局相关。

使用米索前列醇者应在产房观察,监测其宫缩情况和胎心率,一旦出现宫缩过频,应立即进行阴道检查,并取出残留药物。如需加用缩宫素,则应该在最后 1 次放置米索前列醇后 4 小时以上,并行阴道检查证实米索前列醇已经吸收才可以加用。

### 4.1.3 地诺前列酮与米索前列醇促熟疗效的比较

大量研究表明,引产前使用药物或机械法促熟可降低剖宫产率,但目前尚无针对各种促熟方法有效性和安全性评估的大样本研究,因而缺乏可靠的循证医学证据。既往各项研究所选择的对照组不同,且研究数据的来源多为单中心,研究结果受研究单位对药物的不同使用习惯和监测方法影响;部分研究纳入了联合使用两种引产方法的病例,影响了单一药物引产的安全性评价;另外,既往研究缺乏对病例的分层分析,未对药物的使用进行个体化研究。哪种引产方法更安全、有效?哪种方法最能缩短产程?哪种方法可有效提高经阴道分娩率,降低剖宫产率? 哪种方法可减少母体和胎儿不良反应的发生,对母婴安全性更高? 都没有得到一致的结论。

许多随机对照试验比较了使用地诺前列酮栓与不同剂型、剂量和给药途径米索前列醇促宫颈成熟的疗效(见表 4-6 和 4-7)。大多数研究认为,地诺前列酮栓与米索前列醇具有相似的疗效;也有研究发现大剂量米索前列醇在某些方面比地诺前列酮更有效,如置药后更快进入活跃期,12 或 24 小时内的阴道分娩率更高等。

迄今为止,有 2 项样本量最大的关于地诺前列酮栓的随机对照试验,分别将地诺前列酮栓与 50μg、100μg(MVI 研究)和 200μg(EXPEDITE 研究)米索前列醇栓(米索前列醇 200g 阴道栓剂随后被批准在许多国家使用)进行了比较。MVI 研究和 EXPEDITE 研究均为Ⅲ期双盲临床试验,纳入了孕周≥36 周、产次≤3 次、Bishop 评分≤4 分的单胎妊娠孕妇,随机给予外观相同的地诺前列酮栓和米索前列醇栓促宫颈成熟治疗。每项研究的主要观察指标是从给药到阴道分娩的时间。表 4-2 列出了 MVI 研究和 EXPEDITE 研究的主要结果。总的来说,10mg 地诺前列酮栓的疗效优于 50μg 米索前列醇栓,与 100μg 米索前列醇栓疗效相似;与地诺前列酮栓相比,200μg 米索前列醇栓显著缩短了从置药到阴道分娩的中位时间和从置药到进入活跃期(宫口扩张 4cm)的中位时间。在两项研究中,地诺前列酮栓组从置药到阴道分娩的中位时间为 27.5~32.8 小时(初产妇为 35.5~43.1 小时,经产妇为 17.6~20.1 小时),50μg、100μg 和 200μg 米索前列醇栓从置药到阴道分娩的中位时间分别为 35.5 小时、26.6 小时和 21.5 小时。两项研究中,地诺前列酮栓组的剖宫产率均为 27.1%,与 MVI 研究中米索前列醇 50μg 组(28.9%)或米索前列醇 100μg 组(28.3%)及 EXPEDITE 研究中米索前列醇 200μg 组(26.0%)的剖宫产率没有显著性差异。

表 4-2 MVI 和 EXPEDITE 研究中地诺前列酮栓和米索前列醇栓疗效比较

| 结局 | MVI 试验 (n=1307) | | | EXPEDITE 试验 (n=1358) | |
|---|---|---|---|---|---|
| | DVI 组 (n=436) | MVI 50μg 组 (n=443) | MVI 100μg 组 (n=428) | DVI 组 (n=680) | MVI 200μg 组 (n=678) |
| 置药-阴道分娩的平均时间[小时(95%CI)] | | | | | |
| 所有孕妇 | 27.5 (25.2~30.4)† | 35.5 (33.0~37.6) | 26.6 (24.5~29.0) | 32.8 (30.2~34.9) | 21.5 (20.0~23.4)* |
| 初产妇 | 35.5 (31.9~42.5)‡ | 43.7 (38.0~52.4) | 35.1 (30.6~43.9) | 43.1 (37.9~48.8) | 29.2 (25.4~32.7)* |
| 经产妇 | 17.6 (16.0~19.9) | 25.1 (21.4~29.6) | 18.0 (16.9~19.7) | 20.1 (17.8~22.8) | 13.4 (12.5~14.8)* |
| 置药 12 小时宫颈成熟度改善[a] (%) | 59.6 | 50.3 | 59.3 | 74.1 | 48.1* |
| 需要催产比例 (%) | 69.0 | 80.1 | 68.5 | | |
| 置药-进入活跃期平均时间 [小时(95%CI)] | 15.4 (14.2~17.1) | 22.3 (19.8~24.2) | 15.4 (14.2~17.1) | 18.6 (18.1~22.5) | 12.1 (12.0~12.9)* |
| 置药-分娩 (%) | / | / | / | 27.3 (26.2~28.9)* | 18.3 (17.2~19.5)* |
| ≤12 小时分娩 (%) | / | / | / | 9.3 | 23.2* |
| ≤12 小时阴道分娩 (%) | 16.5 | 7.5 | 11.9 | 8.4 | 19.8* |
| ≤24 小时分娩 | / | / | / | 40.7 | 67.7* |
| ≤24 小时阴道分娩 (%) | 60.2 | 41.8 | 61.3 | 34.0 | 54.6* |
| 阴道分娩 (%) | 72.9 | 71.1 | 71.7 | 71.6 | 73.3 |
| 剖宫产 (%) | 27.1 | 28.9 | 28.3 | 27.1 | 26.0 |

DVI: dinoprostone 10mg vaginal insert 地诺前列酮栓；MVI: misoprostol vaginal insert，米索前列醇栓；a 定义为置药 12 小时内阴道分娩；† $P=0.01$；‡ $P<0.001$ vs. MVI 50μg 组；* $P<0.001$ vs. DVI 组

或宫颈成熟度评分改善≥3 分或总分≥6 分

有研究还比较了地诺前列酮栓与将米索前列醇片剂溶于水制备的米索前列醇溶液(titrated oral misoprostol solution)口服促宫颈成熟的疗效。在一项纳入 481 名孕妇的多中心开放标签试验(open-label trial)中,与米索前列醇溶液相比,地诺前列酮栓显著缩短了从用药到阴道分娩的平均时间($P$=0.04)(见表 4-3),12 小时内阴道分娩率也更高(40.1% vs. 21.4%,$P$=0.03),但两组之间总的阴道分娩率没有显著性差异(81.9% vs. 85.8%,$P$=0.93)。而在另一项纳入 160 名孕妇的试验中,地诺前列酮栓组和米索前列醇溶液组用药 24 小时内的阴道分娩率分别为 55.0% 和 70.0%,但差异无统计学意义(见表 4-3)。

一项纳入 11 项随机对照试验的荟萃分析比较了地诺前列酮栓与米索前列醇栓的促宫颈成熟疗效。结果发现,与米索前列醇栓组($n$=787)相比,地诺前列酮栓组($n$=785)的 12 小时内阴道分娩率(RR 0.65,95%CI 0.44~0.96)和 24 小时内阴道分娩率(RR 0.83,95%CI 0.74~0.94)均较低,地诺前列酮栓组催产素使用率上升(RR 1.45,95%CI 1.20~1.74),但两组间剖宫产率没有显著性差异(RR 1.01,95%CI 0.85~1.19)。一项纳入 280 项随机对照试验的荟萃分析评价了前列腺素促宫颈成熟和引产的疗效,认为大剂量(≥50μg)米索前列醇塞阴和小剂量(<50μg)米索前列醇溶液口服是 24 小时内阴道分娩率排列前两位的方法。

总体而言,地诺前列酮栓和米索前列醇促熟的有效性差异较小。一项纳入 76 项随机对照试验的荟萃分析以引产后 24 小时阴道分娩率、剖宫产率和宫缩过频伴胎心变化的发生率为主要观察指标,比较地诺前列酮栓和凝胶、米索前列醇口服和阴道用药及球囊引产的疗效。结论认为,口服米索前列醇组的剖宫产率最低;阴道米索前列醇组引产 24 小时内阴道分娩率最高,但宫缩过频伴胎心变化的发生率也最高;球囊组宫缩过频伴胎心变化的发生率最低。最终结论认为,没有一种引产方法存在绝对优势。值得注意的是,米索前列醇剂量增加可能伴随产时不良事件的发生率上升。虽然宫缩过频伴胎心变化可能会导致不良新生儿结局,但大多数研究无法比较地诺前列酮栓与米索前列醇引产间新生儿结局的相关差异,例如低 Apgar 评分、低出生体重、5 分钟 Apgar 评分<7 分、脐动脉 pH 以及新生儿重症监护病房(NICU)入院率等。EXPEDITE 研究中,地诺前列酮栓组因发生产时不良事件而取药的概率明显低于米索前列醇栓组,但两组新生儿结局(Apgar 评分、酸中毒、脑病、抗生素使用、NICU 入院和呼吸系统事件)相似。

表 4-3 比较地诺前列酮栓和米索前列醇的其他随机对照试验

| 试验 | 样本量 | DVI 置药时间 | MIS 剂型和剂量 | 平均置药-阴道分娩时间(h) | | 24 小时内阴道分娩(%) | | 总剖宫产率(%) | |
|---|---|---|---|---|---|---|---|---|---|
| | | | | DVI组 | MIS组 | DVI组 | MIS组 | DVI组 | MIS组 |
| Wing et al. | 200 | 24h | 25μg 阴道 q4h（最多 6 次） | 22.7 | 21.6 | 45.9 | 51.5 | 20.4 | 18.2 |
| Sanchez-Ramos et al. | 223 | 12h | 50μg 阴道 q3h（最多 8 次） | 17.4[a] | 11.6a[**] | 60.9 | 71.3 | 13.0 | 22.2 |
| Garry et al. | 200 | 24h[b] | 50μg 阴道 q3h（最多 8 次） | 16.8 | 13.2[*] | 38.2 | 68.0[**] | 39.3 | 28.9 |
| Bolnick et al. | 151 | 12h[c] | 25μg 阴道 q4h（最多 6 次）[d] | 15.7 | 16.0 | 81.1 | 81.8 | 21.6 | 16.9 |
| Rouzi et al. | 160 | 24h | 溶液[e] | 20.2 | 17.6 | 55.0 | 70.0 | 22.5 | 11.3 |
| Wang et al. | 481 | 未提及 | 溶液[f] | 15.7 | 21.3 | 80.4 | 64.8 | 18.0 | 14.2 |

备注：DVI dinoprostone 10mg vaginal insert，地诺前列酮栓；MIS misoprostol，米索前列醇。a：该数值为中位数；b：地诺前列酮 12 小时置药 1 次，最多置药 2 次；c：地诺前列酮组同时给予低剂量缩宫素；d：米索前列醇组后续给予大剂量缩宫素；e：每小时 20μg 口服，改每小时 30μg 3 剂，1 小时后改 40μg 1 剂，1 小时后改 50μg 1 剂，然后改每小时 60μg 4 剂；f：每小时 20μg 口服 2 剂，改每小时 60μg 2 剂，改每小时 30μg 3 剂，1 小时后改 40μg 1 剂，1.5 小时后改 50μg 1 剂，然后改每 2 小时 60μg 2 剂

## ☆ 4.2 其他化学促熟方法

### 4.2.1 缩宫素

众所周知,缩宫素的主要作用是通过与子宫平滑肌细胞上的缩宫素受体结合,诱发子宫平滑肌收缩,在临床方面用于引产、催产及预防和治疗产后出血。在各国引产指南中,均未将缩宫素列为促宫颈成熟药物。目前,普遍认为缩宫素最好应用于宫颈成熟的引产,或临产后出现自发性宫缩不足后用以催产。事实上,缩宫素的生理作用不仅可以直接诱发子宫收缩,而且可以间接软化宫颈。因为宫颈上缩宫素受体的分布量较少,所以缩宫素对宫颈的直接作用少,主要通过与蜕膜细胞膜上受体结合,刺激蜕膜释放前列腺素,改变宫颈细胞外基质成分,如激活胶原酶,使胶原纤维溶解和基质增加,可以使宫颈软化,这是临床用其促宫颈成熟的依据。

小剂量、低浓度缩宫素静脉滴注在某些国家及我国(尤其基层医院)被普遍用于促宫颈成熟。使用方法是将缩宫素 2.5U 加入 5％葡萄糖溶液 500mL 中,从每分钟 8 滴开始,根据宫缩、胎心情况调整滴速,最大滴速不超过每分钟 40 滴,每日 1 次,一般连续 3 日。小剂量低浓度缩宫素相对安全、副作用少,子宫过度刺激的发生率低,安全性较高,但疗效不确切,临床常见引产失败而告终。但孕妇对缩宫素敏感性的个体差异较大,滴注时仍须密切观察孕妇的血压、心率、宫缩频率和持续时间以及胎儿状况。既往许多临床研究证实了缩宫素促宫颈成熟作用有效。2009 年的一项荟萃分析研究共纳入61项随机对照研究共计 12819 名孕妇,结果认为单独应用缩宫素者 24 小时内分娩率明显高于未用药者,即缩宫素对促宫颈成熟有一定的效果,但是明显低于应用前列腺素制剂者。可见,对于缩宫素促宫颈成熟,目前尚有不同观点。相较于其他药物促熟法,缩宫素的优势在于静脉滴注剂量的可调控性;相较于机械性促熟法,缩宫素可同时诱发宫缩,有助于先露下降,尤其对于存在胎头俯屈不良或枕方位不太适合入盆的宫颈不成熟病例,采用小剂量、低浓度缩宫素静脉滴注方法有利于给予胎头旋转和调整方向的机会,可以避免较强或较频繁的宫缩导致这些机转异常所致的相对性头盆不称过早丧失试产机会。可见,缩宫素在促宫颈成熟中如何应用值得进一步深入探索。

### 4.2.2 硫酸脱氢表雄酮

孕期硫酸脱氢表雄酮(serum dehydroepiandrosterone sulphate,DHA-S)主要由胎儿肾上腺分泌,其血浆浓度随孕周的增大而升高,能增强宫颈胶原酶及碱性水解酶活性而促使胶原纤维分解、水化、重新排列,从而有利于宫颈组织伸展。硫酸普拉酮钠(sodium prasterone sulfate)是一种外源性 DHA-S 同类物,其化学名是 3β-羟基雄甾-5-烯-17-酮硫酸酯钠,可促进宫颈组织型纤维细胞增生和平滑肌细胞增大,在脱氢表雄酮和雌二醇共同作用下使颈管组织血管通透性增加,水分增多,同时细胞基质酸性黏多糖增加。激素又可增强组织胶原蛋白酶活性,促使胶原纤维分解,使纤维间隙扩大以及组织纤维断裂,最终导致宫颈管组织软化,伸展性增强,宫口松弛。在 2000 年前,国内有不少文献报道将硫酸普拉酮钠应用于妊娠晚期促熟和引产,并认为其可有效促子宫颈成熟。具体的用法是将 100～200mg 本药溶解于 5% 葡萄糖液 20mL,缓慢静脉推注,注射时间不少于 1 分钟,每天 1 次,连用 3 天。应用此类药物对母儿的副反应少,但偶尔会引起母体眩晕、耳鸣、恶心、呕吐和腹泻,还可能使母体产后乳汁分泌减少。

### 4.2.3 蓖麻油

蓖麻油是一种由大蓟科植物蓖麻的成熟种子榨取获得的油液,具有黏稠特性,同时伴有轻微臭味。孕妇在服用蓖麻油后,蓖麻油会进入孕妇小肠内。人体小肠环境为碱性环境,可以促进蓖麻油进一步分解为甘油及蓖麻油酸,而蓖麻油酸在对应酶的作用下能够在人体内被分解为花生烯酸,随后转变为前列腺素。蓖麻油炒鸡蛋对宫颈成熟具有一定的促进作用,可能与两者食用后在磷脂酶 A 的作用下使得体内前列腺素合成和释放增加有关。虽然蓖麻油餐促宫颈成熟是我国传统医院的宝贵经验,但要证明其促熟效果尚缺乏大样本研究和循证医学证据。此外,孕妇食用蓖麻油餐存在恶心、呕吐、腹泻等副作用,孕妇食用后的个体敏感性也存在差异,疗效不确切且剂量难控制,目前临床已较少使用。

## 参考文献

[1] 中华医学会妇产科学分会产科学组,赵三存,董悦. 妊娠晚期促宫颈成熟

与引产指南（草案）[J]. 中华妇产科杂志,2008,43(1):75-76.

[2] 欣普贝生临床应用规范专家组. 欣普贝生临床应用规范专家共识[J]. 中国实用妇科与产科杂志,2013,29(12):996-998.

[3] Bakker R, Pierce S, Myers D. The role of prostaglandins $E_1$ and $E_2$, dinoprostone, and misoprostol in cervical ripening and the induction of labor: a mechanistic approach[J]. Arch Gynecol Obstet, 2017,296(2): 167-179.

[4] Konopka CK, Glanzner WG, Rigo ML, et al. Responsivity to $PGE_2$ labor induction involves concomitant differential prostaglandin E receptor gene expression in cervix and myometrium[J]. Genet Mol Res, 2015,14(3):10877-10887.

[5] Roos N, Blesson CS, Stephansson O, et al. The expression of prostaglandin receptors $EP_3$ and $EP_4$ in human cervix in post-term pregnancy differs between failed and successful labor induction[J]. Acta Obstet Gynecol Scand, 2014,93(2):159-167.

[6] Lyrenas S, Clason I, Ulmsten U. *In vivo* controlled release of $PGE_2$ from a vaginal insert (0.8mm, 10mg) during induction of labour[J]. BJOG, 2001,108(2):169-178.

[7] Kunt C, Kanat-Pektas M, Gungor AN, et al. Randomized trial of vaginal prostaglandin $E_2$ versus oxytocin for labor induction in term premature rupture of membranes[J]. J Obstet Gynecol, 2010,49(1): 57-61.

[8] Larranaga-Azcarate C, Campo-Molina G, Perez-Rodriguez AF, et al. Dinoprostone vaginal slow-release system (Propess) compared to expectant management in the active treatment of premature rupture of the membranes at term: impact on maternal and fetal outcomes[J]. Acta Obstet Gynecol Scand, 2008,87(2):195-200.

[9] Kulhan NG, Kulhan M. Labor induction in term nulliparous women with premature rupture of membranes: oxytocin versus dinoprostone [J]. Arch Med Sci, 2019,15(4):896-901.

[10] Zhang Y, Wang J, Yu Y, et al. Misoprostol versus prostaglandin $E_2$ gel for labor induction in premature rupture of membranes after 34 weeks of pregnancy[J]. Int J Gynaecol Obstet, 2015,130(3):214-218.

[11] 中华医学会妇产科学分会产科学组. 妊娠晚期促子宫颈成熟与引产指南(2014)[J]. 中华妇产科杂志，2014,49(12):881-885.

[12] Mizrachi Y，Levy M，Weiner E，et al. Pregnancy outcomes after failed cervical ripening with prostaglandin E₂ followed by Foley balloon cat heter[J]. J Matern Fetal Neonatal Med，2016,29(19):3229-3233.

[13] Antonazzo P，Laoreti A，Personeni C，et al. Vaginal dinoprostone versus intravenous oxytocin for labor induction in patients not responsive to a first dose of dinoprostone: a randomized prospective study[J]. Reproductive Sciences，2016,23(6):779-784.

[14] Mariani LL，Mancarella M，Fuso L，et al. Predictors of response after a second attempt of pharmacological labor induction: a retrospective study[J]. Arch Gynecol Obstet，2020,302(1):117-125.

[15] Rath，Werner. A clinical evaluation of controlled-release dinoprostone for cervical ripening-a review of current evidence in hospital and outpatient settings[J]. J Perinat Med，2005,109(6):491-499.

[16] Rugarn O，Tipping D，Powers B，et al. Induction of labour with retrievable prostaglandin vaginal inserts: outcomes following retrieval due to an intrapartum adverse event[J]. BJOG，2017，124（5）：796-803.

[17] Bakker R，Pierce S，Myers D. The role of prostaglandins E₁ and E₂，dinoprostone，and misoprostol in cervical ripening and the induction of labor: a mechanistic approach[J]. Arch Gynecol Obstet，2017,296(2):167-179.

[18] Rayburn WF，Wapner RJ，Barss VA，et al. An intravaginal controlled-release prostaglandin E₂ pessary for cervical ripening and initiation of labor at term[J]. Obstet Gynecol，1992,39(3):374-379.

[19] Witter FR，Rocco LE，Johnson TRB. A randomized trial of prostaglandin E₂ in a controlled-release vaginal pessary for cervical ripening at term[J]. Am J Obstet Gynecol，1992,166(3):830-834.

[20] Witter FR，Mercer BM. Improved intravaginal controlled-release prostaglandin E₂ insert for cervical ripening at term[J]. J Fetal Med,1996,5(2):64-69.

[21] Pierce S，Bakker R，Myers DA，et al. Clinical Insights for Cervical Ripening and Labor Induction Using Prostaglandins[J]. AJP Rep，

2018,8(4):e307-e314.

[22] Lyons C, Beharry K, Akmal Y, et al. *In vitro* response of prostaglandin E$_2$ receptor (EP3) in the term pregnant rat uterus and cervix to misoprostol [J]. Prostaglandins Other Lipid Mediat, 2003,70(3-4):317-329.

[23] Chiossi G, Costantine MM, Bytautiene E, et al. The effects of prostaglandin E$_1$ and prostaglandin E$_2$ on *in vitro* myometrial contractility and uterine structure[J]. Am J Perinatol, 2012,29(8):615-622.

[24] Alfirevic Z, Keeney E, Dowswell T, et al. Labour induction with prostaglandins: a systematic review and network meta-analysis[J]. BMJ, 2015,350:h217.

[25] Alfirevic Z, Aflaifel N, Weeks A. Oral misoprostol for induction of labour [J]. Cochrane Database of Systematic Reviews, 2014 (6): CD001338.

[26] Wing DA. Misoprostol vaginal insert compared with dinoprostone vaginal insert: a randomized controlled trial[J]. Obstet Gynecol, 2008,112(4):801-812.

[27] Wing DA, Brown R, Plante LA, et al. Misoprostol vaginal insert and time to vaginal delivery: a randomized controlled trial[J]. Obstet Gynecol, 2013,122(2 Pt 1):201-209.

[28] Wing DA, Ortiz-Omphroy G, Paul RH. A comparison of intermittent vaginal administration of misoprostol with continuous dinoprostone for cervical ripening and labor induction[J]. Am J Obstet Gynecol, 1997, 177(3):612-618.

[29] Sanchez-Ramos L, Peterson DE, Delke I, et al. Labor induction with prostaglandin E$_1$ misoprostol compared with dinoprostone vaginal insert: a randomized trial[J]. Obstetrics & Gynecology, 1998,91(3): 401-405.

[30] Garry D, Figueroa R, Kalish RB, et al. Randomized controlled trial of vaginal misoprostol versus dinoprostone vaginal insert for labor induction[J]. J Matern Fetal Neonatal Med, 2003,13(4):254-259.

[31] Bolnick JM, Velazquez MD, Gonzalez JL, et al. Randomized trial between two active labor management protocols in the presence of an unfavorable cervix[J]. Am J Obstet Gynecol, 2004,190(1):124-128.

[32] Rouzi AA，Alsibiani S，Mansouri N，et al. Randomized clinical trial between hourly titrated oral misoprostol and vaginal dinoprostone for induction of labor[J]. Am J Obstet Gynecol，2014，210(1):56. e1-e6.

[33] Wang X，Yang A，Ma Q，et al. Comparative study of titrated oral misoprostol solution and vaginal dinoprostone for labor induction at term pregnancy[J]. Arch Gynecol Obstet，2016，294(3):495-503.

[34] Austin SC，Sanchez-Ramos L，Adair CD. Labor induction with intravaginal misoprostol compared with the dinoprostone vaginal insert: a systematic review and metaanalysis[J]. Am J Obstet Gynecol，2010，202(6):624 e1-e9.

[35] Chen W，Xue J，Peprah MK，et al. A systematic review and network meta-analysis comparing the use of Foley catheters，misoprostol，and dinoprostone for cervical ripening in the induction of labour[J]. BJOG，2016，123(3):346-354.

[36] Alfirevic Z，Kelly AJ，Dowswell T. Intravenous oxytocin alone for cervical ripening and induction of labour[J]. Cochrane Database Syst Rev，2009，(4):Cd003246.

# 第5章 机械性促宫颈成熟

机械性促宫颈成熟方法一方面直接扩张宫颈内口；另一方面诱导蜕膜产生前列腺素，降解宫颈胶原，促使宫颈成熟。常用的机械性促宫颈成熟方法包括球囊、剥膜和宫颈扩张棒。机械性促宫颈成熟方法极少引起全身性副作用，子宫过度刺激的风险也显著低于前列腺素类药物，可以安全地用于高危妊娠促宫颈成熟。

## ★ 5.1 球 囊

### 5.1.1 概 述

Embrey最早于1967年报道了使用26F Foley尿管，并在球囊内注射50mL生理盐水用于促宫颈成熟。Foley尿管球囊注水后呈纵椭圆形，部分位于宫颈内口上方，部分位于宫颈管内，起到了剥膜和机械性扩张宫颈的作用；蜕膜和宫颈组织产生前列腺素，诱导宫颈胶原降解，促进宫颈成熟（简称促熟）。

除Foley尿管球囊外，市场上还有多种商品化的促宫颈成熟球囊，其中在临床上最常用的是双球球囊。双球球囊具有一个阴道囊和一个宫腔囊，可以在宫颈内口和外口同时施加压力，机械性刺激宫颈管，促进宫颈成熟。双球球囊每个囊的容量为80mL，促熟后宫颈Bishop评分比Foley尿管球囊更高，然而其24小时内阴道分娩率和总体剖宫产率与Foley尿管球囊相比并无显著性差异，母儿并发症的发生率也相似。在促熟过程中，因为Foley尿管球囊更容易脱落，更早开始缩宫素引产，所以可以取得与双球球囊相似的引产效率。

还有一种常用的宫颈扩张球囊为硅胶单球囊，容量为100~150mL。硅胶球囊导管质地比乳胶导尿管略硬，因此放置更容易，也适用于对乳胶过敏的孕妇。这种球囊的特点是容量大,取出时宫颈扩张可达到 3～4cm。需要注意的是,关于容量≥100mL 的球囊在足月妊娠引产中应用的临床研究较少,其风险和益处尚不明确,临床使用应谨慎。

### 5.1.2 球囊促熟前的准备

#### 5.1.2.1 病史回顾

(1)核对孕周、孕次及产次。

(2)孕妇高危因素:妊娠合并症和并发症情况。

(3)胎儿高危因素:产前筛查或产前诊断的结果,估计胎儿体重是否与孕周符合。

#### 5.1.2.2 术前检查

(1)生命体征:体温、脉搏、血压和呼吸。

(2)阴道检查:宫颈 Bishop 评分、骨盆内测量,确认胎儿为头先露。

(3)化验检查:白带常规(细菌性阴道病检测)、B 族链球菌检测、血常规、尿常规、凝血功能、肝肾功能、血型、乙型肝炎表面抗原、丙型肝炎病毒抗体、梅毒特异性抗体、艾滋病毒抗体。

(4)超声检查:胎位,估计胎儿体重、羊水量、胎盘位置。

(5)胎心监护:无应激试验(non-stress test,NST)有反应型。

#### 5.1.2.3 球囊促熟的适应证

(1)头位,胎膜未破,宫颈 Bishop 评分<6 分,有引产指征。

宫颈 Bishop 评分<3 分孕妇的促熟:在引产前 Bishop 评分<3 分时,促熟至分娩的时间延长,但总体的阴道分娩率仍可以达到 70%～80%。宫颈成熟度低的孕妇,Foley 尿管球囊自行脱落的时间更晚(约 50%在球囊放置后 12～24 小时脱落);脱落后,30%～40%的孕妇宫颈 Bishop 评分<6 分,需要第 2 疗程促熟。如果经过 2 个疗程促熟,宫颈仍不成熟或先露未衔接,则可行剖宫产分娩。

(2)前列腺素促熟失败后的第 2 疗程促熟。

在使用前列腺素促熟后,如果宫颈 Bishop 评分<6 分,孕妇无规律宫缩,在排除头盆不称等禁忌后可用球囊促熟。有一项观察性研究纳入了 112 例阴道用米索前列醇引产失败后使用 Foley 尿管球囊(注水 50mL)促宫颈成熟的孕妇,其中初产妇占 64.3%,促宫颈成熟前宫颈 Bishop 评分为 1.3 分±0.9 分,剖宫产率为 16.9%,缩宫素增缩率为 75.8%,新生儿住院率为

1.7％,没有发生子宫过度刺激。对于前列腺素促熟失败的孕妇,在排除头盆不称后使用球囊促熟可以取得满意的效果。

(3)双胎妊娠(先露为头位)。

双胎妊娠的孕妇大多宫颈成熟度高,可以直接进行缩宫素引产;对于宫颈不成熟者,可以使用球囊或前列腺素引产。法国一项前瞻性队列研究纳入了 1995 例双胎妊娠引产的孕妇,其中 65.9％(1314 例)接受了缩宫素引产,30.5％(609 例)接受了前列腺素促宫颈成熟,3.6％(71 例)接受了球囊促宫颈成熟。结果,初产妇的剖宫产率为 35.9％,经产妇的剖宫产率为 10.0％。前列腺素组的剖宫产率是缩宫素组的 2.2 倍,球囊组的剖宫产率是缩宫素组的 2.7 倍。宫颈不成熟的双胎妊娠孕妇发生引产失败、产程异常的风险更高,在引产过程中应密切监护。

(4)剖宫产后阴道试产。

球囊促宫颈成熟较少引起子宫过度刺激,适用于剖宫产后阴道试产。荷兰一项回顾性队列研究纳入了 208 名有 1 次剖宫产史的孕妇(宫颈 Bishop评分<6 分),其中 34％有阴道分娩史,27％的前次剖宫产指征为产程停滞。在给予 Foley 尿管球囊促熟后,71％的孕妇经阴道分娩,1 例在球囊取出后行缩宫素引产时子宫全层裂开、新生儿死亡。法国一项多中心随机对照临床试验比较了球囊和缩宫素用于瘢痕子宫妇女(宫颈 Bishop 评分<5 分)引产的疗效。在球囊组中,22％孕妇既往有阴道分娩史,35％孕妇的前次剖宫产指征为引产失败或产程停滞。球囊组剖宫产率低于缩宫素组(37％ vs. 50％)。产程中共有 3 例子宫肌层裂开,其中球囊组 2 例,缩宫素组 1 例,没有发生子宫全层破裂。

由此可见,球囊用于剖宫产后再次妊娠妇女的阴道试产需要孕妇充分知情同意,引产前详细了解前次剖宫产指征、手术方式和术后恢复情况。剖宫产后阴道试产需要具备如下条件。①前次剖宫产为子宫下段横切口且只有 1 次剖宫产史;②此次妊娠为单胎头先露;③不存在前次剖宫产指征,且无新的剖宫产指征;④此次分娩距前次分娩的时间间隔≥18 个月;⑤分娩前超声评估瘢痕,子宫肌层连续,无瘢痕缺陷;⑥引产前评估母儿状态、头盆关系、宫颈条件,判断是否具备试产条件。

### 5.1.2.4　球囊促熟的禁忌证

(1)子宫大手术史(如古典式剖宫产、穿透宫腔的子宫肌瘤切除,以及多个肌瘤、多部位肌瘤切除史)。

(2)胎儿宫内窘迫。

(3)骨盆异常或头盆不称。

(4)胎位异常。

(5)前置胎盘或低置胎盘(胎盘边缘与宫内口的距离<5cm)。

(6)生殖道炎症(细菌阴道病、生殖器疱疹感染活动期、HIV感染)。

(7)B族链球菌定植。

### 5.1.2.5 孕妇知情同意

(1)告知引产指征和引产的必要性。

(2)球囊促熟的优点在于较少引起宫缩过频和胎心率异常。

(3)球囊促熟的过程中大多无不良反应,少数会出现腹痛及阴道流血。如果球囊自行脱落,则应通知医护人员。

(4)球囊促熟后,80%的孕妇需要人工破膜和缩宫素引产。

(5)球囊促宫颈成熟后的阴道分娩率约为80%。

(6)促熟引产过程中常见的并发症有子宫过度刺激(1%~2%)、胎心率异常(<5%)、绒毛膜羊膜炎(<5%)等。

(7)其他治疗选择包括等待自然临产、药物促宫颈成熟、择期剖宫产等。

(8)球囊放置过程大约为10分钟。放置后,孕妇可能出现下腹坠胀,大约30分钟内缓解。球囊放置后,孕妇可以正常下床活动、排尿排便和淋浴;休息时宜取左侧卧位,禁止盆浴。观察胎动情况,以及有无腹痛、阴道流血。如果球囊自行脱落,则应及时告知医护人员。

### 5.1.3 操作流程

#### 5.1.3.1 球囊放置前准备

(1)球囊放置应在产房内进行。放置前,嘱孕妇排空膀胱。

(2)物品准备,包括无菌手套,碘伏棉球,无菌检查包(包括窥阴器、两把卵圆钳、宫颈钳、无菌垫巾),100mL无菌生理盐水,20mL或50mL注射器,16F或18F Foley尿管或双球球囊。

#### 5.1.3.2 Foley尿管球囊放置流程

(1)取膀胱截石位,用0.5%碘伏消毒外阴及阴道。

(2)用无菌窥阴器暴露宫颈,用0.5%碘伏棉球消毒阴道及宫颈3次。

(3)借助卵圆钳经宫颈置入Foley尿管,使球囊通过宫颈内口。

(4)向球囊内注射无菌生理盐水30mL,轻轻下拉导管,确认球囊压迫宫颈内口上方。

（5）夹闭导管末端,拉直导管并用胶带固定于大腿内侧(见图 5-1)。

（6）放置结束后听诊胎心,在产房内观察 30 分钟,注意孕妇有无腹痛及阴道流血;如无不适,孕妇可步行离开产房。

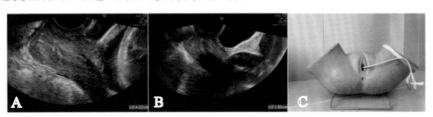

图 5-1　Foley 尿管球囊放置前后使用经阴道超声测量宫颈长度。图 A:球囊放置前,宫颈长 4.32cm;图 B:球囊放置后,宫颈长 2.85cm;图 C:球囊放置成功后夹闭导管末端,拉直导管并用胶带固定于大腿内侧

### 5.1.3.3　双球球囊放置流程

（1）消毒过程同前。

（2）用卵圆钳夹持导管前端,经宫颈置入球囊。避开胎盘方向,沿胎膜和蜕膜间隙轻轻地将导管滑入,使两个球囊均过宫颈内口,避免人为因素导致的胎膜破裂。

（3）向子宫球囊(注水口标注有字母"U")内注射 40mL 无菌生理盐水,下拉导管直至子宫球囊压迫宫颈内口,阴道球囊在宫颈外口可见。

（4）向阴道球囊(注水口标注有字母"V")内注入 40mL 生理盐水。

（5）依次向子宫和阴道球囊注入生理盐水(每次 20mL),每个球囊的最大容量为 80mL。

（6）注水过程要缓慢。产妇如果出现持续下腹胀痛,则应停止注水后观察,等待产妇疼痛缓解后继续注水。如果产妇不能耐受继续注水,则应停止操作,宫腔球囊注水 40～60mL 也可以起到良好的促熟效果。

### 5.1.3.4　放置后成功标志

放置后可以轻轻下拉阴道外的导管,如果球囊未脱出,说明放置成功。如果球囊脱落,则应行阴道检查了解宫颈内口的情况:①如果宫颈内口紧闭或仅能容 1 指,说明球囊并没有进入内口上方,建议重新放置球囊;②如果宫颈内口可容受 2～3 指,且 Bishop 评分＜6 分,则可以增加球囊注水量至60～80mL 或改用其他方法促宫颈成熟;③如果宫颈内口可容受 2～3 指,且 Bishop 评分≥6 分,说明宫颈成熟,可以人工破膜引产。

### 5.1.3.5　球囊放置后监测

（1）球囊放置后每 4 小时记录胎心并检查导管是否牵引适当(除外22:00

至次日 6:00)。如发现导管松弛,则重新拉直并固定导管。

(2)球囊放置后大多不会诱发宫缩;如果有宫缩,则需行胎心监护。若孕妇出现有痛性规律宫缩,首先行阴道检查,了解球囊位置及宫颈口扩张情况,如果 Bishop 评分≥6 分或胎心监护图形异常,则应取出球囊。

(3)Foley 尿管球囊放置后,大多在 12 小时内自行脱落。如果放置时间达 12 小时仍未见球囊脱落,可能球囊已经脱落至阴道内。医务人员可以轻柔地牵拉导管,取出球囊。若轻柔牵拉也不能取出球囊,则应行阴道检查了解球囊位置。如果球囊已嵌顿于宫颈外口,那么可以释放球囊内液体后取出。若球囊在位且宫颈 Bishop 评分<6 分,则可以重新固定导管,维持一定的张力,最多可等待至放置后 24 小时取出球囊。

(4)取出球囊的指征如下。①放置时间已达到 24 小时;②胎膜破裂;③球囊自行排出至阴道内;④临产(定义为出现有规律且逐渐增强的子宫收缩,持续 30 秒或以上,间歇 5~6 分钟,同时伴进行性宫颈管消失,宫口扩张且胎先露下降);⑤子宫过度刺激;⑥胎心监护图形异常。

### 5.1.4 促熟后的处理

#### 5.1.4.1 宫颈成熟后的引产

(1)人工破膜:①若头先露已衔接,则行人工破膜。球囊脱落后,即使宫颈管没有完全消退,宫颈内口也大多能容受 2~3 指。人工破膜后,60% 的孕妇在 12 小时内分娩,80% 的孕妇在 24 小时内分娩。破膜时间超过 24 小时,孕妇和新生儿感染风险增加。②应在宫缩间歇期破膜,以避免羊水急速流出引起脐带脱垂或胎盘早剥。③人工破膜术前、术后要听胎心率,破膜后观察羊水性状和胎心率变化情况。④需要警惕的是,球囊可能会上推胎先露,导致胎头未入盆甚至胎位异常。人工破膜前,一定要确认头先露且衔接良好,不恰当的人工破膜会增加脐带脱垂的风险。

(2)缩宫素引产:①若头先露未衔接或破膜困难,则可给予缩宫素滴注 4~6 小时后再次评估是否可以人工破膜。②人工破膜后持续胎心监护 30~60 分钟,若宫缩频率<3 次/10 分钟,则给予小剂量缩宫素引产。③剂量:缩宫素剂量见第 2 章"2.1.1 缩宫素引产"。缩宫素滴注期间应持续进行胎心监护,并有助产士守候在孕妇身边。

(3)引产失败:破膜后,缩宫素滴注 12~18 小时未临产者,可以诊断为引产失败。随着破膜时间的延长,发生绒毛膜羊膜炎和新生儿感染的风险增高,自然分娩的可能性降低。分娩方式的选择应在综合评估宫颈和骨盆条件、胎儿大小、胎心监护图形及感染指标后决定。

### 5.1.4.2　球囊促宫颈成熟失败

(1)球囊促宫颈成熟失败:①促熟失败标准:Foley 尿管球囊促宫颈成熟后,10%的孕妇宫颈 Bishop<6 分,提示球囊促宫颈成熟失败。②风险因素:促熟前 Bishop 评分<3 分,孕妇肥胖,孕周较小,估计胎儿体重>4kg。

(2)第 2 疗程促宫颈成熟:①如果母儿状态良好,在排除禁忌后可行第 2 疗程促宫颈成熟。如果母体病情不稳定、胎儿监护异常或者可疑头盆不称,则应改行剖宫产分娩。②第 2 疗程促熟可选择米索前列醇 $25\mu g$ 或地诺前列酮栓 10mg 阴道用药,待宫颈成熟后予以人工破膜引产。

## 5.1.5　产程特点与管理

在宫颈没有完全消退时,即使有规律的宫缩,也不要过早诊断临产。引产的妇女出现潜伏期进展缓慢,最有可能的原因是宫颈成熟度不高。如果母儿状况良好,在排除头盆不称后,可以继续试产,等待宫颈成熟后再行人工破膜,这对于成功引产是十分重要的。我们既往的研究发现,与自然临产的产程相比,Foley 尿管促熟后的第一产程和第二产程时长无显著性差异。如果使用缩宫素引产,建议在宫口 4cm 时停用缩宫素,后续处理与自然临产的产程相同。一项随机对照临床研究发现,对于缩宫素引产的孕妇,进入活跃期后持续使用缩宫素组与停药组相比,剖宫产率无显著性差异(22% vs. 15%,$P=0.39$),子宫过度刺激(12% vs. 2%,$P=0.008$)和胎心率异常(51% vs. 20%,$P=0.001$)的发生率显著升高。

## 5.1.6　球囊促熟细节评价

大多数球囊促熟方案使用 16~18F Foley 尿管,囊内注射 30~80mL 生理盐水,留置 12~24 小时。一些临床试验评价了不同的球囊大小、不同的促熟时限以及球囊末端附加牵引力对分娩结局的影响。

### 5.1.6.1　球囊容量对引产的影响

一项 meta 分析比较了促宫颈成熟期间使用大容量(60~80mL)与小容量(30mL)的 Foley 尿管球囊的情况。结果发现,大容量球囊组从促熟至分娩的时间更短(均数差值为 1.97 小时,95%CI 为 0.06~3.88),但两组剖宫产率以及母儿并发症发生率相似。该研究提示,对于缩短促熟至分娩的时间,大容量球囊的效果有限,而 Foley 尿管球囊在充盈 50mL 以上时有破裂的风险,因此建议使用 30～50mL 的 Foley 尿管球囊促熟。容量＞80mL 的宫颈扩张球囊可以更广泛地分离胎膜和蜕膜的间隙,因此放置前一定要注意排除低置胎盘。同时,宫颈内口上方的较大容量球囊可能上推先露,导致胎位异常。因此,在人工破膜前一定要确认头先露且与骨盆衔接良好。

### 5.1.6.2 球囊附加牵引力

许多临床医生把导管末端固定在患者大腿内侧,使其具有张力,并且不定时再次调整以保持张力。一项随机临床试验研究发现,导管末端加用重物牵引可以使球囊更早脱落,但不影响促熟至分娩的时间和剖宫产率。因此,不建议对球囊导管末端加以重物牵引。

### 5.1.6.3 球囊促熟的时限

导管通常留置在原位直至自行脱落,或放置 12 小时后取出。随机对照临床试验发现,相比于等待 24 小时才取出导管并开始使用缩宫素引产,放置 12 小时后取出未脱落的导管并开始使用缩宫素引产可以显著提高 24 小时内阴道分娩率(21％ vs 60％),但两者间的剖宫产率无显著性差异。即便如此,将导管留置在原位超过 12 小时没有绝对禁忌证。

## 5.1.7 球囊促熟的优势与劣势

### 5.1.7.1 优　势

球囊具有价格低廉、易获得、易储存的特点,在临床上广泛应用于中晚期妊娠、双胎妊娠以及既往有剖宫产史的妇女促宫颈成熟。球囊促熟过程中不需要频繁地胎心监护,减少医护人员工作量。与前列腺素促熟相比,球囊促熟较少引起子宫过度刺激,胎心率异常的发生率更低,特别适用于羊水过少、胎儿宫内生长受限孕妇的促宫颈成熟。

### 5.1.7.2 劣　势

球囊放置需要有经验的操作者,放置费时。在放置球囊过程中,孕妇会出现局部不适、下腹坠胀。宫颈黏膜外翻的孕妇在放置球囊时可能发生宫颈出血。肥胖的孕妇以及宫颈管狭窄的孕妇可能发生放置困难或放置失败。前列腺素常可诱发产程发动;而在球囊促宫颈成熟后,80％的孕妇需要人工破膜及缩宫素引产。

临床医生对使用球囊的主要顾虑是其存在宫腔操作,增加产时感染的风险。对于合并阴道细菌病或 B 族链球菌定植的孕妇,建议使用前列腺素药物促宫颈成熟。系统性回顾研究发现,相比于前列腺素,Foley 尿管球囊促熟后的缩宫素使用率更高,而在剖宫产率、24 小时内阴道分娩率、绒毛膜羊膜炎、子宫内膜炎以及母儿感染并发症的发生率,两种方法之间没有显著性差异。

## ☆ 5.2 剥 膜

### 5.2.1 概 述

在发明药物引产之前,人们通过机械性扩张宫颈的方法促进产程发动。在希波克拉底的时代就开始通过手指扩张宫颈和乳头刺激来引产。英格兰的汉密尔顿医生在 1810 年最早描述剥膜的操作方法。世界卫生组织(World Health Organization,WHO)引产指南和英国国立健康与临床优化研究所(National Institute for Health and Clinical Excellence,NICE)指南均推荐通过剥膜以减少正式引产(中等程度证据,强烈推荐)。

剥膜通过分离宫颈内口处胎膜和蜕膜间隙,诱导前列腺素的释放,促进宫颈成熟和产程发动。与人工破膜相比,剥膜不需要额外的器械,可以保持胎膜完整性,更加接近自然临产的过程。然而,相对于前列腺素和缩宫素而言,剥膜的引产效率较低。对于有引产指征但不需要立即终止妊娠的妇女,剥膜可以减少球囊或药物促熟的干预。剥膜可能导致母体少量阴道流血和下腹部不适,但并不增加母儿感染的风险。

### 5.2.2 剥膜前的准备

#### 5.2.2.1 剥膜的适应证

(1)单胎足月头位,有引产指征。

NICE 指南建议在正式引产前剥膜。引产前 1～2 天剥膜可以提高 Bishop 评分,缩短引产至分娩的时间,降低缩宫素的使用率,但对剖宫产率没有影响。

(2)妊娠 41 周,减少过期妊娠。

荷兰一项随机对照临床试验纳入了 742 例妊娠 41 周的孕妇,比较剥膜(每 48 小时一次直至妊娠 42 周)和期待治疗对产程发动的影响。研究发现,剥膜可以缩短孕妇入组至分娩的时间(3.50 天 vs. 4.47 天),提高自然临产率(77% vs.68%),减少过期妊娠(23% vs. 41%),对剖宫产率和新生儿结局没有显著影响。

(3)妊娠足月,提高自然临产率。

系统回顾研究发现,与期待治疗相比,剥膜可以使引产率降低33%(14项研究,2446名孕妇),48小时内未分娩率降低23%(5项研究,726名孕妇)。尽管剥膜至分娩的时间有较大的不确定性,但是可以减少医疗资源的使用。NICE指南建议,对于妊娠40周的初孕妇,产检同时应给予剥膜;对于孕足月的孕妇,在进行阴道检查时如无禁忌也可以尝试剥膜。

(4)瘢痕子宫,减少引产率。

瘢痕子宫妇女是促宫颈成熟-引产的高危人群。由于瘢痕子宫是前列腺素药物促宫颈成熟的禁忌,球囊促熟和缩宫素引产也会增加子宫破裂的风险,因此对于有试产意愿的妇女,可以先行剥膜引产。马来西亚一项随机对照研究纳入了213名剖宫产后阴道试产的孕妇,从37周后开始每周分别给予剥膜(剥膜组)和阴道检查(阴道检查组)。尽管剥膜组与阴道检查组相比在分娩孕周(39.6周±1.0周 vs.39.6周±0.9周)、自然临产率(78.5% vs.72.1%)和剖宫产率(40.2% vs.44.2%)上的差异没有统计学意义,但两组均没有发生子宫破裂,剥膜组母儿并发症的发生率也没有明显增加。这说明,对于瘢痕子宫的妇女,剥膜是安全的。

### 5.2.2.2 剥膜的禁忌证

(1)子宫大手术史(如古典式剖宫产、穿透宫腔的子宫肌瘤切除)。

(2)产前出血。

(3)胎儿窘迫。

(4)骨盆异常。

(5)先露未与骨盆衔接。

(6)胎膜已破。

(7)胎位异常。

(8)前置胎盘、低置胎盘、前置血管。

(9)生殖道炎症。

(10)B族链球菌定植。

### 5.2.2.3 孕妇知情同意

(1)告知剥膜的指征和必要性。

(2)剥膜过程中大多无不良反应,可能发生下腹坠胀、见红或点滴出血。

少数孕妇(5%)会出现腹痛及阴道流血。

（3）剥膜过程中或剥膜后,若胎膜破裂,则需要立即住院,必要时用缩宫素引产。

（4）剥膜后自行观察的要点有以下几个方面。①胎动计数;②有无阴道流血或流液;③腹痛的频率和持续时间。剥膜 48 小时后,如果未能自然临产,则可再次择期剥膜或选择其他引产方式。

（5）其他治疗选择有以下几种。①等待自然临产;②球囊或药物促宫颈成熟;③择期剖宫产。

### 5.2.3　操作流程

（1）若母儿无高危因素,可以在门诊诊室内进行剥膜;对于高危妊娠孕妇,建议在院内进行剥膜。

（2）戴无菌手套。

（3）食指经宫颈管通过宫颈内口,轻柔地分离胎膜和蜕膜间隙(见图5-2)。食指的第一指关节进入间隙,向子宫方向适度着力,旋转手指 2 圈。

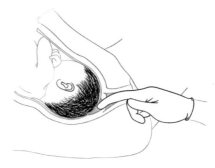

图 5-2　剥膜时,食指经宫颈管通过宫颈内口,轻柔地分离胎膜和蜕膜间隙

第 1 圈分离胎膜间隙浅一些,力量要小;第 2 圈进一步分离胎膜间隙,力度稍大一些。注意不要向胎膜方向着力,以免造成前羊膜囊破裂。

（4）如果宫颈不能容受,那么可尝试用食指轻柔地扩张宫颈管及宫颈内口,待宫颈内口容受后剥膜。如果内口仍不能容受,可以用食指在宫颈管内旋转 2 周。

（5）剥膜后观察 30 分钟,再听诊胎心率 1 分钟。

### 5.2.4　剥膜后处理

（1）剥膜后如果发生出血、自发破膜、胎动减少、规律宫缩或宫缩间隙持续腹痛不适,孕妇应及时到医院就诊。

（2）剥膜时或剥膜后胎膜破裂,检查先露是否衔接,记录时间、羊水性状、宫缩和胎心率。

（3）如果剥膜后未临产或首次剥膜失败,那么 48 小时后评估,考虑再次剥膜或其他促熟方法。

## ★ 5.3 宫颈扩张棒

### 5.3.1 概 述

宫颈扩张棒由亲水性凝胶制成。它可以吸收宫颈内的水分,直径随之增大,从而机械性扩张宫颈,促进内源性前列腺素释放。宫颈扩张棒不含任何药物活性成分,直径有 3mm 和 4mm 两种,长度为 55～66mm 不等。在放置 2～6 小时后,直径 3mm 凝胶棒可膨胀至 8.3～10mm,直径 4mm 的凝胶棒膨胀至 10～12.5mm。除晚期妊娠引产外,宫颈扩张棒还可用于人工流产、中期妊娠引产、死胎引产以及宫腔镜手术前促宫颈软化。

宫颈扩张棒于 1982 年在美国开展临床试验,1985 年上市。后由于有宫颈扩张棒断裂、嵌顿和宫腔残留的报道,于 1995 年撤市。2002 年,经过对材料和装置的改进,宫颈扩张棒被再次投入市场。多项研究发现,新型宫颈扩张棒具有满意的安全性和有效性。

一项前瞻性多中心队列研究纳入了 444 名足月妊娠引产的妇女,其中初孕妇占 65%。宫颈扩张棒促宫颈成熟后的阴道分娩率为 70%,平均促熟时间为 15.3 小时。据该研究报道,宫颈扩张棒的并发症有放置和取出时出血(2.3%)、子宫过度刺激(0.2%)和胎心监护图形异常(0.2%)等,没有发生宫颈扩张棒嵌顿或断裂现象。另一项随机对照临床试验比较了宫颈扩张棒和 Foley 尿管球囊的引产效果。结果发现,宫颈扩张棒与球囊相比,阴道分娩率(81.3% vs. 76.1%)和放置至分娩的时间间隔(24.0 小时 vs. 21.5 小时)均无显著性差异;宫颈扩张棒组的孕妇满意度更高。

### 5.3.2 放置前准备

#### 5.3.2.1 适应证

(1)头位、胎膜未破、宫颈评分<6 分、有引产指征的妇女。

(2)既往有一次子宫下段剖宫产史的妇女。

(3)中期妊娠引产钳刮术前扩张宫颈。与米索前列醇相比,使用宫颈扩张棒促宫颈成熟过程妇女疼痛程度更轻,更少出现恶心、呕吐、发热等不良反应。

(4)对于足月妊娠引产,宫颈扩张棒放置比 Foley 尿管球囊更容易。对于肥胖或阴道松弛不便于暴露宫颈的妇女,可以徒手放置宫颈扩张棒,减轻孕妇不适。

#### 5.3.2.2　禁忌证

(1)骨盆异常、胎位异常、前置/低置胎盘、生殖道炎症、B 族链球菌定植。

(2)有子宫大手术史(如古典式剖宫产、穿透宫腔的子宫肌瘤切除)。

#### 5.3.2.3　孕妇知情同意

(1)告知引产指征和引产的必要性。

(2)宫颈扩张棒的优点在于放置简便,较少引起宫缩过频和胎心率异常。

(3)放置前需要排空小便。医生会在阴道内放置窥阴器,然后将宫颈扩张棒放入宫颈管,放置成功后会取出窥阴器。放置过程大约为 5~10 分钟,可能出现下腹坠胀和少量出血。

(4)宫颈扩张棒放置后大多无不良反应,少数(3%)会出现腹痛及阴道流血。如果宫颈扩张棒自行排出,应立即请医护人员查看。宫颈扩张棒最多放置 12 小时即要取出。

(5)告知孕妇在移除宫颈扩张棒前可以淋浴,但不得盆浴或冲洗阴道。任何情况下,孕妇均不得尝试自行移除宫颈扩张棒。

(6)促宫颈成熟后的阴道分娩率约为 70%。

(7)促熟引产过程中的常见并发症包括:①宫缩过频过强(<3%);②胎心率异常(<1%);③绒毛膜羊膜炎(<5%)。

(8)其他治疗选择包括:①等待自然临产;②其他方式宫颈成熟;③择期剖宫产。

### 5.3.3　操作流程

#### 5.3.3.1　放置前准备

(1)行胎心监护 20 分钟,了解宫缩及胎儿宫内情况。

(2)核对孕妇信息,嘱孕妇排空膀胱。

(3)物品准备:无菌手套,碘伏棉球,无菌检查包(包括窥阴器、两把卵圆钳、宫颈钳、无菌垫巾),宫颈扩张棒。

#### 5.3.3.2　宫颈扩张棒的放置

(1)消毒过程同球囊放置。

(2)使用前可以用无菌润滑液涂抹宫颈扩张棒。宫颈扩张棒可以在窥阴器直视下放置,也可徒手放置。

（3）用窥阴器暴露宫颈，用卵圆钳夹持宫颈扩张棒的推杆（注意不能夹持凝胶部分）经宫颈置入，使宫颈扩张棒顶端通过宫颈内口。

（4）推杆不得进入宫颈管内。

（5）宫颈扩张棒直径有 3mm 和 4mm 两种。根据宫颈管的容受性，可置入 3～5 个宫颈扩张棒。

（6）如果放置困难，可在用食指轻柔地扩张宫颈管及宫颈内口后放置。不正确的操作可能导致凝胶棒断裂和宫腔残留。

（7）必要时可用纱布压迫宫颈外口，防止宫颈扩张棒滑出。

（8）在病历中记录放置宫颈扩张棒的个数。

### 5.3.3.3 宫颈扩张棒的取出

（1）宫颈扩张棒可以徒手取出，也可以用窥阴器暴露宫颈，用卵圆钳夹持推杆取出。

（2）不能通过牵拉标识线移动宫颈扩张棒，只能通过夹持推杆移动。

（3）如果宫颈扩张棒发生嵌顿，不可旋转宫颈扩张棒。考虑：①给予镇痛药物后取出；②分别牵引宫颈前唇和后唇后取出。

（4）在病历中记录宫颈扩张棒的个数和取出后的宫颈评分。

### 5.3.3.4 放置后监测

（1）放置后行胎心监护 20 分钟，了解宫缩及胎儿宫内情况。

（2）每 4 小时记录胎心（除外 22：00 至次日 6：00），如出现有痛性宫缩或胎心率异常，随时进行胎心监护。

（3）注意有无疼痛、阴道流血或体温升高。

（4）如果宫颈扩张棒被排出，记录排出的时间和扩张棒个数。

（5）宫颈扩张棒最多保留 12 小时。

### 5.3.4 促熟后的处理

参见 5.1.4。

## ★ 5.4 海藻棒

### 5.4.1 概　述

海藻棒由天然海藻制成。其经过洗涤、脱水、切割、制成圆柱形棒状、末端打孔、悬挂丝线、干燥、灭菌,最终包装成型。长度为 60mm,直径为 3.0～5.5mm。天然海藻的茎干干燥,直径均匀,具有强烈的吸湿性,当放置在水或组织中时,其可以吸水膨胀至初始直径的 3～4 倍。因此,海藻棒可以起到机械性扩张宫颈的作用。

海藻棒的扩张作用在最初 6 小时内最显著,12～24 小时达到最大效果。这种缓慢扩张除给宫颈管施加物理作用外,还可诱导前列腺素合成。使用海藻棒的并发症发生率很低,并发症有感染、疼痛、血管迷走神经反应、过敏、出血和胎膜破裂等。

与其他机械性促宫颈成熟方法一样,海藻棒最大的优点在于促宫颈成熟期间很少引起宫缩过频过强。一项随机对照临床试验比较了 $25\mu g$ 米索前列醇阴道内用和海藻棒在足月妊娠促宫颈成熟中的疗效。结果,海藻棒组促宫颈成熟前 Bishop 评分为 2.42 分±0.66 分,海藻棒取出后 Bishop 评分为 5.09 分±0.91 分,促熟至分娩的时间间隔为 13.12 小时±2.81 小时。海藻棒组的剖宫产率(29.2% vs. 40%)、胎儿宫内窘迫发生率(10.8% vs. 21.5%)和羊水粪染发生率(6.2% vs. 16.9%)均低于米索前列醇组。Cochrane 系统回顾也发现,海藻棒与前列腺素 $E_2$ 阴道用药相比,剖宫产率无显著性差异,但海藻棒组的子宫过度刺激伴胎心率异常的发生率降低 89%。近年来,Foley 尿管球囊因更加便宜、容易获得,且临床证据也更充分,成为机械性促宫颈成熟的首选,而海藻棒更多地用于中期妊娠钳刮术前扩张宫颈。

## 5.4.2　放置前准备

### 5.4.2.1　适应证

(1)头位、胎膜未破、宫颈 Bishop 评分<6 分、有引产指征的妇女。

(2)中期妊娠引产钳刮术前扩张宫颈。

(3)既往有一次子宫下段剖宫产史的妇女。

### 5.4.2.2　禁忌证

(1)骨盆异常、胎位异常、前置/低置胎盘、生殖道炎症、B 族链球菌定植。

(2)既往有子宫大手术史(如古典式剖宫产、穿透宫腔的子宫肌瘤切除)。

(3)既往有对海藻过敏或使用海藻棒过敏史。

### 5.4.2.3　孕妇知情同意

参见 5.3.2.3。

### 5.4.3　操作流程

#### 5.4.3.1　放置前准备

参见 5.3.3.1。

#### 5.4.3.2　海藻棒的放置

(1)消毒过程同球囊放置。

(2)用窥阴器暴露宫颈,用卵圆钳夹持海藻棒经宫颈置入,使海藻棒顶端通过宫颈内口。

(3)海藻棒直径为 3～5.5mm。根据宫颈管的容受性,逐步放置,直至宫颈饱满;海藻棒尾部允许落入阴道,以便于识别和取出。

(4)如果放置困难,可在用食指轻柔地扩张宫颈管及宫颈内口后放置。

(5)在病历中记录放置海藻棒的个数。

#### 5.4.3.3　海藻棒的取出

(1)用窥阴器暴露宫颈,用卵圆钳夹持将海藻棒取出(不要牵拉标识线)。

(2)如果海藻棒发生嵌顿,不可旋转或暴力牵拉。考虑:①给予镇痛药物后取出;②分别牵引宫颈前唇和后唇后取出。

(3)在病历中记录海藻棒的个数和取出后的宫颈评分。

## ☆ 5.5　机械性促宫颈成熟的不良反应

### 5.5.1　子宫过度刺激

机械性促宫颈成熟可导致内源性前列腺素释放,而子宫对前列腺素的反应存在个体差异,因此促熟过程中可能发生宫缩过频过强。宫缩期胎盘血供减少,及胎头、脐带受压,均可导致胎心率异常,在胎心监护图形上表现为晚期减速、变异减速和胎儿心动过缓。机械性促宫颈成熟过程中,宫缩过频伴胎心率异常的发生率约为 1%。Cochrane 系统回顾发现,与阴道内用前列腺素相比,使用球囊促宫颈成熟时,宫缩过频伴胎心异常的发生率下降 65%(10/1040 vs. 29/926,RR 0.35,95%CI 0.18～0.67);使用海藻棒促宫颈成熟时,宫缩过频伴胎心异常的发生率下降 89%(0/95 vs. 11/93,RR 0.11,95%CI 0.02～0.60)。

对晚发型胎儿生长受限孕妇引产的研究发现,与阴道内使用地诺前列酮相比,Foley 尿管球囊促宫颈成熟的子宫过度刺激伴胎心异常发生率更低,(16.9% vs. 4.2%,$P=0.01$),以胎儿窘迫为指征的剖宫产率也更低(37.7% vs. 15.5%,$P<0.01$)。因此,对胎儿生长受限的孕妇,可首选 Foley 尿管球囊促宫颈成熟。

机械性促熟过程中,如果产妇自觉规律性腹痛或腹痛持续 1 分钟以上,则应床边触诊宫缩强度及频率并行胎心监护,评价是否存在宫缩过频。当宫缩过频不伴胎心率异常时,可先行评估宫颈条件。若 Bishop 评分≥6 分或产妇难以忍受疼痛,则取出球囊或宫颈扩张棒;若 Bishop 评分<6 分,则可以在持续监护下继续促宫颈成熟。当发生宫缩过频伴胎心率异常时,首先应取出球囊或宫颈扩张棒;如果胎心率异常仍不能缓解,则可以给予宫缩抑制剂(如特布他林 $250\mu g$ 皮下注射)。

### 5.5.2　胎位异常

尽管在 Foley 尿管球囊和双球球囊促熟过程中胎位异常的发生率很低,但仍然要警惕这种并发症的发生。宫颈内口上方的球囊可上推胎儿,使得头位转为臀位,或者由枕先露转为面先露。因此,对于先露高浮的孕妇,应谨慎选择球囊促宫颈成熟;在取出球囊后,人工破膜前需要确认胎方位以及胎头是否已经衔接;如果出现胎位异常,不可人工破膜,应改行剖宫产分娩。

### 5.5.3　感　染

分娩和产褥期阴道病原体向上迁移可导致绒毛膜羊膜炎和产后子宫内膜炎。

绒毛膜羊膜炎最主要的危险因素是临产时间长和破膜时间长。其他高危因素包括:①多次阴道指检;②初孕妇;③羊水胎粪污染。

产后子宫内膜炎的主要危险因素是产程中的剖宫产。其他高危因素包括:①绒毛膜羊膜炎;②产程时间长;③胎膜破裂时间长;④多次阴道指检;⑤羊水胎粪污染;⑥人工剥离胎盘。

在理论上,使用机械性方法促宫颈成熟可能增加宫腔感染的风险。而临床研究发现,在球囊促熟过程极少发生感染,产时绒毛膜羊膜炎的发生率<5%。Cochrane 系统回顾发现,球囊无论是与米索前列醇相比,还是与地诺前列酮相比,在产时发热、产时抗生素使用、绒毛膜羊膜炎以及产后子宫内膜

炎的发生率上都无显著性差异。同样,在孕中期引产时使用宫颈扩张棒也不会增加总体感染的发病率。

为减少感染并发症,在放置球囊前应排除细菌性阴道病和B族链球菌定植;放置过程注意无菌操作;球囊导管进入宫腔的部分避免接触阴道壁。促熟过程中如果出现发热,应取出球囊;产程中如果出现发热,应行持续胎心监护和血常规检查。若诊断为急性绒毛膜羊膜炎,则需静脉给予抗生素,并尽快结束分娩。

### 5.5.4 阴道流血

Foley尿管球囊促宫颈成熟过程中阴道流血的发生率约为1%。在放置过程中,可能出现宫颈糜烂面出血,或球囊注水后宫颈小血管破裂出血。在发生出血时,可以用小纱布压迫宫颈。大多数情况下,出血会很快停止;若为持续性出血,则需要取出球囊,待出血停止后改用其他方法促宫颈成熟;若出现较多阴道流血,要考虑低置胎盘和胎盘早剥,此时应立即取出球囊,持续胎心监护,必要时急诊剖宫产分娩。

### 5.5.5 疼 痛

对足月妊娠引产的研究发现,Foley尿管球囊促熟过程中疼痛的发生率为0.26%。球囊扩张宫颈内口引起的疼痛为持续性胀痛;而宫缩痛为阵发性,常伴有腰酸,可行胎心监护了解宫缩的频率和强度。大多数情况下,轻度疼痛不影响球囊促熟的继续使用;仅在少数情况下需要取出球囊。使用容量较小的球囊可以减少疼痛的发生。对中期妊娠引产的研究发现,在宫颈扩张棒放置过程中,患者常主诉有轻中度疼痛;部分患者在放置后仍有持续疼痛。止痛的方法包括:①放置时应用利多卡因宫颈旁注射;或②放置前15～30分钟阴道内用2%利多卡因凝胶。

### 5.5.6 排尿困难

阴道内的球囊可能压迫尿道导致排尿困难。一项随机对照试验比较了双球球囊和Foley尿管球囊促宫颈成熟的情况。结果,双球球囊组有2例排尿困难(共107例),Foley尿管球囊组没有发生排尿困难。在另一项关于Foley尿管球囊促熟的研究中(185例),有2例出现排尿困难,检查发现球囊已脱落至阴道内,宫颈Bishop评分均为7分。在促熟过程中,建议孕妇每次排尿排便前轻柔地牵引导管,及时发现球囊脱落。如果孕妇排尿困难,应行阴道检查了解球囊位置;若球囊已脱落至阴道,应取出球囊。如果双球球囊位置正常,则可先行释放阴道囊内液体,保留宫腔球囊。若孕妇仍不能排尿,则需取出球囊。

### 5.5.7　过　敏

导尿管大多数由乳胶材料制成,少数由硅胶材料制成;商品化的宫颈扩张球囊大多数由硅胶材料制成。对于乳胶过敏的妇女,建议使用硅胶材料的球囊。

海藻棒相关的过敏反应发生率很低。据文献报道,过敏反应大多在用药后 3 小时内发生,症状包括皮疹、恶心、头晕、呼吸困难和低血压等。在使用海藻棒前,应询问孕妇过敏史,放置后短期观察孕妇有无上述症状。在发生过敏反应后应立即取出海藻棒,持续心电监护,静脉注射肾上腺素 $100\mu g$（5～10分钟后可以重复给药）。其他治疗药物包括抗组胺药、糖皮质激素和支气管扩张剂等。

### 5.5.8　宫颈扩张棒断裂

当宫颈没有充分软化时,宫颈管内的宫颈扩张棒膨胀程度低,而宫腔和阴道内的部分膨胀程度高,宫颈扩张棒形成哑铃状,导致宫颈扩张棒取出困难,这种情况在孕中期引产时更容易发生。如果盲目牵拉宫颈扩张棒,可能导致宫颈扩张棒断裂或移位至宫腔。这时可以使用镇痛药物,分别牵引宫颈前唇和后唇后取出。

如果发生宫颈扩张棒断裂,可以通过指检或经阴道超声确认残留宫颈扩张棒是否在宫颈管内。用手指轻柔地扩张宫颈管,牵引宫颈前后唇并取出所有碎片;检查移除碎片,以确保宫颈扩张棒完整取出。如有疑问,在娩出胎儿后应进行宫腔镜或超声检查。

## 参考文献

[1] Embrey MP, Mollison BG. The unfavourable cervix and induction of labour using a cervical balloon[J]. J Obstet Gynaecol Br Commonw, 1967,74:44-48.

[2] Yang F, Huang S, Long Y, et al. Double-balloon versus single-balloon catheter for cervical ripening and labor induction: a systematic review and meta-analysis[J]. J Obstet Gynaecol Res, 2018, 44:27-34.

[3] Pennell CE, Henderson JJ, O'Neill MJ, et al. Induction of labour in nulliparous women with an unfavourable cervix: a randomised controlled trial comparing double and single balloon catheters and $PGE_2$ gel[J]. BJOG, 2009, 116: 1443-1452.

[4] 中华医学会妇产科学分会产科学组. 妊娠晚期促子宫颈成熟与引产指南(2014)[J]. 中华妇产科杂志, 2014, 49(2):881-885.

[5] Caliskan E, Dilbaz S, Gelisen O, et al. Unsucessful labour induction in women with unfavourable cervical scores: predictors and management [J]. Aust N Z J Obstet Gynaecol, 2004, 44(6):562-567.

[6] Loscul C, Schmitz T, Blanc-Petitjean P, et al. Risk of cesarean after induction of labor in twin compared to singleton pregnancies[J]. Eur J Obstet Gynecol Reprod Biol, 2019, 237:68-73.

[7] Jozwiak M, van de Lest HA, Burger NB, et al. Cervical ripening with Foley catheter for induction of labor after cesarean section: a cohort study[J]. Acta Obstet Gynecol Scand, 2014, 93(3):296-301.

[8] Sarreau M, Isly H, Poulain P, et al. Balloon catheter vs oxytocin alone for induction of labor in women with a previous cesarean section: a randomized controlled trial[J]. Acta Obstet Gynecol Scand, 2020, 99(2):259-266.

[9] 中华医学会妇产科学分会产科学组. 剖宫产术后再次妊娠阴道分娩管理的专家共识(2016)[J]. 中华妇产科杂志, 2016, 51(8):561-564.

[10] 中华医学会妇产科学分会产科学组. 新产程标准及处理的专家共识(2014)[J]. 中华妇产科杂志, 2014, 49(7):486.

[11] GuN, Ru T, Wang Z, et al. Foley catheter for induction of labor at term: an open-label, randomized controlled trial[J]. PLoS ONE, 2015, 10(8): e0136856.

[12] Bor P, Ledertoug S, Boie S, et al. Continuation versus discontinuation of oxytocin infusion during the active phase of labour: a randomised controlled trial[J]. BJOG, 2016, 123(1):129-135.

[13] Schoen CN, Saccone G, Backley S, et al. Increased single-balloon

Foley catheter volume for induction of labor and time to delivery: a systematic review and meta-analysis[J]. Acta Obstet Gynecol Scand, 2018,97(9):1051-1060.

[14] Gibson KS, Mercer BM, Louis JM. Inner thigh taping vs traction for cervical ripening with a Foley catheter: a randomized controlled trial [J]. Am J Obstet Gynecol,2013,209(3):272. e1-e7.

[15] de Vaan MDT, ten Eikelder MLG, Jozwiak M, et al. Mechanical methods for induction of labour[J]. Cochrane Database Syst Rev, 2019, CD001233.

[16] WHO. Recommendations for Induction of labour. Geneva, 2011, http://whqlibdoc. who. int/hq/2011/WHO_RHR_11. 10_eng. pdf.

[17] National Institute for Health and Clinical Excellence. Inducing Labour. London: NICE, 2008, http://guidance. nice. org. uk/CG70.

[18] Finucane EM, Murphy DJ, Biesty LM,et al. Membrane sweeping for induction of labour [ J ]. Cochrane Database Syst Rev, 2020, 2:CD000451.

[19] Goldenberg M, Dulitzky M, Feldman B, et al. Stretching of the cervix and sweeping of the membranes at term: a randomised controlled study [J]. Eur J Obstet Gynecol Reprod Biol,1996,66(2):129-132.

[20] Hamdan M, Sidhu K, Sabir N, et al. Serial membrane sweeping at term in planned vaginal birth after cesarean: a randomized controlled trial[J]. Obstet Gynecol, 2009,114:745-751.

[21] Saad AF, Villarreal J, Eid J, et al. A randomized controlled trial of Dilapan-S vs Foley balloon for preinduction cervical ripening (DILAFOL trial)[J]. Am J Obstet Gynecol, 2019, 220:275275. e1-275. e9.

[22] Saad AF, Gupta J, Hruban L, et al. Predictors of vaginal delivery after cervical ripening using a synthetic osmotic dilator[J]. Eur J Obstet Gynecol Reprod Biol, 2020, 246:160-164.

[23] Tabasi Z,Mesdaghinia E, Abedzadeh-Kalahroud M,et al. Comparing the effects of vaginal misoprostol, laminaria, and extra amniotic saline infusion on cervical ripening and induction of labor[J]. Obstet Gynecol Sci, 2020, 63(3):261-269.

[24] Villalain C, Herraiz I, Quezada MS, et al. Labor induction in late-onset fetal growth restriction: foley balloon versus vaginal dinoprostone[J]. Fetal Diagn Ther, 2019, 46(1):67-74.

[25] Diederen M, Gommers JSM, Wilkinson C, et al. Safety of the balloon catheter for cervical ripening in outpatient care: complications during the period from insertion to expulsion of a balloon catheter in the process of labour induction: a systematic review[J]. BJOG, 2018, 125:1086-1095.

[26] Peterson WF, Berry FN, Grace MR, et al. Second-trimester abortion by dilatation and evacuation: an analysis of 11,747 cases[J]. Obstet Gynecol, 1983, 62:185-190.

[27] Kruit H, Heikinheimo O, Ulander VM, et al. Foley catheter induction of labor as an outpatient procedure[J]. J Perinatol, 2016, 36:618-622.

[28] Sierra T, Figueroa MM, Chen KT, et al. Hypersensitivity to laminaria: a case report and review of literature[J]. Contraception, 2015, 91(4):353-355.

# 第6章 引产失败、并发症及后续处理

剎宫产并发症的出现,使得安全的自然分娩愈发为临床所重视。目前,引产已成为产科促进自然分娩的主要手段,成功的引产对降低剖宫产率、促进自然分娩意义重大。引产方法不同,临床效果不同,母儿的安全性也不同。如何选择适宜的促宫颈成熟和引产方法,关系到引产成功和母儿安全。

## ★ 6.1 缩宫素

### 6.1.1 缩宫素作用及静滴引产

从妊娠近 20 周开始,使用缩宫素可以产生规律宫缩。随着妊娠进展,子宫对缩宫素越来越敏感,临产和分娩后子宫对缩宫素的敏感性达到高峰。在妊娠晚期,如给予小剂量外源性缩宫素,可诱发子宫的节律性收缩。因此,临床应用稍有不慎会诱发不良结局。

### 6.1.2 缩宫素引产方法与引产效果

通过输液泵静脉滴注缩宫素是最安全和常用的引产方法。但在宫颈不成熟时,引产的效果欠佳。缩宫素作用时间较短,血浆半衰期约为 3～6 分钟,其在所有器官(主要在肝、肾、胎盘)都能因组织缩宫素酶作用而失活。缩宫素入血后立即起效,在开始用药或剂量调整之后约 30～40 分钟才可达到稳态浓度。缩宫素的这些特点是引产失败及引产异常的基础。但缩宫素引产各种方法与引产结果是否有关,更是人们关注的焦点。

#### 6.1.2.1 高剂量和低剂量缩宫素引产方案

在不同国家或同一国家内不同地区,缩宫素静滴引产的方案各不相同,在起始剂量、剂量增加的间隔时间及最大剂量方面都存在差异。但在建立有效宫缩方面,同样有效;而应用高剂量缩宫素方案,宫缩过强和胎心变化的发生率增加。目前,临床上普遍认为高剂量或低剂量缩宫素引产方案都是可接受的,不需要依据产次改变处理方案;但是对于有剖宫产史的孕妇,不建议应用高剂量缩宫素引产方案。

2014年,有一项系统评价纳入了9项比较高剂量与低剂量缩宫素引产方案的随机试验。结果发现,高剂量缩宫素引产方案可缩短从引产至分娩的时间间隔;但与低剂量缩宫素引产方案相比,高剂量缩宫素引产方案并未降低剖宫产率,且高剂量缩宫素引产方案与子宫收缩过频有较强的相关性;两种方案的母体及围产期并发症发生率没有显著性差异。

因为缩宫素个体敏感度差异极大,所以静脉滴注缩宫素应从小剂量开始循序增量,推荐相对安全的小剂量、低浓度、持续性静脉滴注的方法。

### 6.1.2.2 调节滴速的方法

在临床常用的等差法与等比法中,等差法从开始用药到规律宫缩的过程较等比法长;但等比法在引产过程中因加药量大容易导致宫缩过频、过强,发生新生儿Apgar评分低的概率比等差法大。调节时间间隔相同:一般每隔15~30分钟调整1次;如果调整间隔过于密集,易诱发宫缩异常。

缩宫素静滴持续时间:一般为12h/d。如连续使用2~3天仍无明显进展,应再次评估宫颈成熟程度及头盆是否相称,改用其他方法。

### 6.1.2.3 维持给药

关于缩宫素维持给药与有效性方面,也有相关研究。在静滴缩宫素引产后进入正常产程的患者,尚无关于缩宫素维持剂量或者减量/停用对引产疗效的一致意见。有一个纳入数项随机试验的meta分析发现,进入产程后停用缩宫素,可降低剖宫产率和宫缩过频的发生率,但产妇的活跃期延长,约30%的产妇因产程停滞而重新开始使用缩宫素;该分析还发现,停用缩宫素组和维持用缩宫素组孕妇的第二产程持续时间无显著性差异,提示在产妇进入活跃期后继续使用缩宫素或缩宫素减量/停用都是合理的。

### 6.1.2.4 脉冲式静脉给药

有学者认为,相比于持续给予缩宫素,采用间隔6~10分钟的脉冲式静脉内给予缩宫素在理论上可能更好地模拟正常产程。然而,脉冲式给予缩宫素并不能改善结局(如剖宫产分娩率),且与持续给予缩宫素相比,脉冲式给予缩宫素从开始输注缩宫素至分娩的时间可能更长。并且脉冲式给予缩宫素需要特殊装置,目前在产科临床实践中很少使用。

### 6.1.3 缩宫素滴注引产影响因素及对策

#### 6.1.3.1 宫颈成熟度

临床观察证明,引产成功与否和宫颈成熟度密切相关,若宫颈不成熟,则引产效果差,发动宫缩后产程亦较长。这常是引产失败的主要原因。因此,若引产前宫颈不成熟,需事先促宫颈成熟。

#### 6.1.3.2 孕妇体内缩宫素受体状况

过期妊娠者体内缩宫素受体浓度显著低于足月妊娠者,故引产成功率也低于足月妊娠。而在中期妊娠,由于子宫肌层的缩宫素受体水平低下,所以若单用缩宫素发动宫缩,则必须使用大剂量,甚至剂量高达 100U/500mL 方能成功,因此目前已被其他引产方法所代替。

#### 6.1.3.3 如何增加缩宫素疗效

对拟行引产和催产者,如 Bishop 评分>6 分,且无人工破膜禁忌证,则可以考虑适时配合人工破膜。破膜后,胎先露下降与子宫下段紧密接触,压迫宫颈,既能反射性增强子宫收缩,又有利于宫颈口扩张。而宫口扩张速度不但与宫缩有关,也取决于宫颈本身的条件。临床实践也证明,当宫颈质韧而厚或宫颈水肿时,增加缩宫素剂量往往不能奏效,可配合应用降低宫颈肌张力及缓解痉挛的药物,直接作用于泌尿生殖道平滑肌,解除平滑肌痉挛。

### 6.1.4 缩宫素静滴副作用与引产失败

缩宫素的副作用主要与剂量相关,最常见的副作用是宫缩过频和胎心率异常。

美国妇产科医师协会(American College of Obstetricians and Gynecologists,ACOG)将子宫收缩过频定义为:在 30 分钟内,平均每 10 分钟的宫缩在 5 次以上,也简称宫缩过频。由于子宫收缩可导致流向绒毛间隙的血流间歇性中断,所以长时间的子宫收缩过频可能导致胎儿低氧血症和酸血症;在罕见情况下,子宫收缩过频可导致子宫破裂。

在输注缩宫素的过程中,如果出现子宫收缩过频,那么即使胎心监护提示胎儿状况良好,也应减小剂量或停药,直至子宫收缩过频消退;如果胎心监护提示胎儿宫内窘迫,应即刻停止缩宫素静滴,并启动宫内复苏措施。目前,尚无研究对停用缩宫素后恢复使用缩宫素的最佳方法进行评估。一种用法是如果停用缩宫素的时间少于 30 分钟,那么再次使用时的剂量为前次剂量的一半;如果停用缩宫素的时间大于 30 分钟,那么再次使用时的剂量为初始处方剂量。临床也关注到使用前列腺素与缩宫素间的时间关系,一般主张开始静滴缩宫素引产的时间在使用地诺前列酮凝胶后间隔 6 小时,在地诺前列酮阴道栓剂取出后至少 30 分钟,在米索前列醇阴道用药后至少 4 小时。

缩宫素过敏反应比较少见,但仍需高度警惕,即使是常用量甚至小剂量缩宫素,也可发生过敏反应。当出现胸闷、气急、血压下降、全身水肿、荨麻疹等过敏反应时,应及时停用缩宫素,并积极进行抗休克、抗过敏等治疗,同时要排除羊水栓塞的可能。

## 6.1.5 缩宫素引产的并发症

### 6.1.5.1 软产道损伤

缩宫素及前列腺素引产等均有致宫缩过强的可能,特别是初产妇宫颈发育不良或各种瘢痕子宫,可造成软产道损伤,特别是致病性的子宫破裂或宫颈阴道后穹窿裂伤,使胎儿及其附属物自破口进入腹腔或经阴道后穹窿娩出。

在一项纳入 22.6 万多例病例的系列研究中,在 14 例发生子宫破裂的非瘢痕子宫女性中,有 12 例发生于使用缩宫素引产或加速产程(其中 2 例为初产妇)。临产后,当胎先露部下降受阻时,强有力的子宫收缩使子宫下段逐渐变薄,形成病理缩复环(pathologic retraction ring)。

如产妇表现为辗转不安、腹痛难忍、呼吸及心跳加快、膀胱受压充血出现排尿困难或血尿,腹部检查子宫下段压痛明显,应高度怀疑为先兆子宫破裂。

如产妇突感腹部撕裂样剧烈疼痛,子宫收缩骤然停止,自觉疼痛减轻,但随着血液、羊水进入腹腔,腹痛又呈持续性加重,同时产妇很快出现呼吸急迫、面色苍白、脉搏细数、血压下降等休克表现,胎心胎动消失,即可诊断为子宫完全破裂。

若胎儿娩出后,阴道持续有鲜红色血液流出,阴道检查宫口未开或宫口未开全,阴道穹窿部有裂口,则可诊断为宫颈穹窿破裂。

严格掌握引产与催产的适应证及各种引产药物的用量、速度、给药途径,是预防软产道损伤的关键。引产时,应有专人严密观察产妇的宫缩强度、频率及自觉症状,并依据宫缩、产程进展及胎儿情况逐步调节滴速,避免子宫收缩过强。在怀疑先兆子宫破裂时，应立即停止缩宫素静滴，予以面罩吸氧的同时即刻启动 5 分钟紧急剖宫产流程，迅速终止妊娠，并通知新生儿科医师做好新生儿抢救复苏准备。对于子宫破裂，一旦确诊，无论胎儿情况如何，均应在积极抢救休克的同时，尽快手术治疗。根据产妇状态、子宫破裂的程度、破裂的时间及感染的程度决定手术方式，手术前后应给予大量广谱抗生素预防感染。

### 6.1.5.2　胎盘早剥

缩宫素引产过程中，缩宫素剂量增加过多过快，导致子宫收缩过频过强，可能引发胎盘早剥。典型的临床表现是患者可有阴道流血、子宫多处于高张状态、腹痛，严重者甚至子宫硬如板状，宫缩间歇期不能放松，胎心改变甚至消失，出现脉搏细弱、血压下降等休克表现。一旦发生胎盘早剥，必须及时终止妊娠，控制病情进一步进展。终止妊娠的方式取决于胎盘剥离的严重程度、孕妇生命体征、胎儿宫内状况、胎方位及能否短期内分娩等。

剖宫产适用于：①Ⅱ、Ⅲ度胎盘早剥，估计不可能短期内分娩者；②Ⅰ度胎盘早剥，出现胎儿窘迫，需抢救胎儿者；③有产科剖宫产指征者；④当病情急剧加重、危及孕妇生命时，不论胎儿是否存活，均应立即行剖宫产。若发生难以控制的出血或发生弥散性血管内凝血（disseminated intravascular coagulation，DIC），应快速输入新鲜血及凝血因子，必要时行子宫切除术。

阴道分娩适用于：①Ⅰ度胎盘早剥，全身情况良好，病情较轻，以显性出血为主，宫口已开大，估计短时间内能结束分娩者；②胎儿死亡者，若孕妇生命体征平稳，病情无明显加重趋势，且产程已发动，则首选经阴道分娩。若出血过多或存在其他产科指征，则仍以剖宫产终止妊娠为宜。

### 6.1.5.3　羊水栓塞

引产过程中，羊膜腔内压力升高，羊水有可能被挤入破损的微血管而进入母体血液循环，引起过敏样综合征、肺动脉高压、弥散性血管内凝血、休克、急性肾功能衰竭及产后大出血等一系列病理变化过程。通常认为，羊水栓塞（amniotic fluid embolism，AFE）的诱发因素有急产、子宫收缩过强、不当使用宫缩剂、剖宫产操作等。

一旦怀疑羊水栓塞，应立即抢救，主要原则为抗过敏、纠正呼吸循环功能衰竭、改善低氧血症、抗休克、防止弥散性血管内凝血和肾衰竭的发生。若羊水栓塞发生于胎儿娩出前，应抢救同时迅速结束分娩。对于在第一产程发病者，应立即行剖宫产终止妊娠；对于在第二产程发病者，尽可能行阴道助产，结束分娩后密切观察产后子宫出血情况。

### 6.1.5.4 低钠血症

缩宫素的结构与血管加压素(抗利尿激素)相似,可与肾脏血管加压素受体结合,提高远曲小管和集合管对水的通透性,促进水的吸收。如果将较大剂量的缩宫素(如 50mU/min)配入大量(如大于 3L)低渗溶液中给药(如 5% 葡萄糖溶液),且给药时间较长(≥7 小时),则可出现过度水潴留,并导致急性症状性低钠血症,其表现与抗利尿激素异常分泌综合征相似。

急性症状性低钠血症的症状主要包括头痛、厌食、恶心、呕吐、腹痛、嗜睡、困倦、意识丧失、癫痫大发作及呼吸骤停。一旦考虑此诊断,应停用缩宫素及任何低渗溶液,同时根据低钠血症持续时间和严重程度,进行分层治疗。低钠血症引起重度症状的患者(如癫痫发作或意识混沌)、有低钠血症所致症状的急性低钠血症患者(即使症状轻微)、水中毒所致的超急性低钠血症患者均需要紧急治疗,以缓解症状和防止脑疝,目标是在数小时内使血清钠浓度快速升高 4~6mmol/L。快速静脉输注 3% 氯化钠注射液 100mL,可快速增加血清钠浓度 2~3mmol/L,从而降低脑水肿的程度。如果严重的神经系统症状持续或恶化,或者血清钠浓度没有增加,可重复 1 次或 2 次快速输注 3% 氯化钠注射液 100mL,每两次给药间隔 10 分钟。需要强调的是,血清钠浓度的升高在任意 24 小时内都不应超过 8mmol/L。如果缩宫素在相当长一段时间内需要高剂量使用,为了防止低钠血症,应增加其浓度,而不是提高较稀溶液的滴速。为避免心血管不良反应及避免子宫收缩过频,宜通过输液泵静滴缩宫素以控制最佳输注速率。

### ★ 6.2 前列腺素

前列腺素可软化宫颈,主要用于促宫颈成熟,由于其可同时诱发宫缩,所以亦同时发挥引产作用。由于前列腺素剂量掌握不当易导致胎心变化、胎儿窘迫、新生儿窒息、急产、子宫破裂、宫颈损伤等,所以对于宫颈成熟者或已有宫缩者慎用前列腺素引产。随着前列腺素研究的进展,使用时应关注不同前列腺素剂型释放药物的特点,发生不良反应时采取不同的应对策略,例如地诺前列酮栓可立即取出,而地诺前列酮凝胶和米索前列醇则较难取出。本书第 4 章就前列腺素使用的适应证、禁忌证及药物不良反应进行了详细的阐述。前列腺素引起宫缩过强或过频及胎心变化的发生率较高,应重点监测和及时处理。对于发生宫缩过频/过强者,应结合胎心、宫颈成熟度及宫口情况,把握取药时机,必要时使用宫缩抑制剂。对于发生胎心变化者,应立即尽量取出药物,综合胎心恢复情况、宫颈成熟度变化、产程进展情况评估后续处理方案。

## ★ 6.3　人工破膜

### 6.3.1　人工破膜

人工破膜历史久远。人工破膜同时羊膜细胞释放更多磷酸酯酶,前列腺素合成增多,子宫收缩加强。单纯的人工破膜引产效果欠佳,需联合使用缩宫素来缩短分娩时间。因此,要关注总体的剖宫产率,避免胎儿不良围产结局的发生。

### 6.3.2　人工破膜并发症

人工破膜并发症有脐带脱垂,宫颈或胎儿头皮损伤,羊水流出过急过多,感染,羊水栓塞等。

#### 6.3.2.1　脐带脱垂

脐带脱垂常发生于胎头未能衔接就进行人工破膜操作的情况,表现为胎膜破裂随后发生胎心率异常。行阴道检查,在胎先露旁或前方及阴道内触及有搏动的条索状物,或脐带脱出于外阴,即可确诊脐带脱垂。一旦发生脐带脱垂,对胎儿存活者,应争取尽快娩出胎儿:宫口开全,对胎先露在＋3 及以下者行产钳术,对臀先露者行臀牵引术;宫口未开全,产妇立即取头低臀高位,将胎先露部上推,手托脐带,同时使用宫缩抑制剂,以缓解脐带受压,尽快行剖宫产术。

#### 6.3.2.2　宫颈或胎儿头皮损伤

宫颈或胎儿头皮损伤多见于无前羊膜囊的人工破膜,与操作者的技能相关。新生儿出生后注意检查,局部消毒。

#### 6.3.2.3　羊水流出过急过多

羊水流出过急过多会发生腹压骤降性休克、胎盘早剥。

#### 6.3.2.4　感　染

破膜后宫腔与外界相通,破膜时间越长,宫腔感染的发生概率越高,如绒毛膜羊膜炎。一旦确诊绒毛膜羊膜炎,宜在积极抗感染的同时尽快终止妊娠。

#### 6.3.2.5　羊水栓塞

在宫缩时破膜或同时行剥膜的病例,极少数可能发生羊水栓塞。因此,人工破膜时应避免剥膜,更应避开宫缩期。

## ☆ 6.4 引产失败的后续处理

### 6.4.1 引产失败的定义

引产的目的是促进阴道分娩。然而,与自然临产相比,引产后阴道分娩的概率稍低。

关于引产失败的定义标准,尚未充分得出共识。一般建议,在胎膜已破并给予缩宫素引产至少 24 小时,方可诊断为引产失败。最关键的原则是在促宫颈成熟后给予充分的时间引产,耐心等待产程从潜伏期进入活跃期。

有一项研究发现,在宫颈条件不良的胎膜已破的初产妇中,约 70% 在使用缩宫素 6 小时后进入活跃期,20% 在使用缩宫素 6~12 小时后进入活跃期,约 5% 在使用缩宫素超过 12 小时后仍处于潜伏期,这部分女性中有 40% 最终可经阴道分娩。胎膜破裂是引产过程中的一个重要环节。有研究结果提示,应在胎膜破裂后给予缩宫素至少 12 小时,然后考虑是否持续存在潜伏期异常而需要剖宫产终止妊娠。

另一项安全分娩联盟的回顾性研究纳入了 1.8 万多例患者,着重评估了新生儿并发症的发生率。该研究发现,诊断引产失败的一个合理标准是在无其他并发症的胎膜已破引产者中,开始给予缩宫素后,初产妇与经产妇的潜伏期分别不短于 12 小时和 15 小时,因为超过这个引产时限,新生儿的重症监护病房(neonatal intensive care unit,NICU)入住率将明显升高。

由美国国立儿童健康与人类发育研究所(National Institute of Child Health and Human Development,NICHD)、美国母胎医学会(The Society for Maternal-Fetal Medicine,SMFM)、ACOG 召集的工作组尝试提出循证标准,试图减少在潜伏期诊断为引产失败而进行剖宫产的数量。此工作组提出引产失败的定义:在给予缩宫素至少 24 小时后未能产生规律的宫缩和宫颈变化。一旦情况允许,应人工破膜;并强调在计算引产时间或诊断引产失败时,不包括促宫颈成熟所用的时间。

### 6.4.2 引产失败的后续处理

#### 6.4.2.1 剖宫产

在潜伏期过长,存在感染迹象,且临床医生评估认为很难进入活跃期或很难实现阴道分娩时,建议剖宫产终止妊娠。

### 6.4.2.2　重复引产

引产失败不一定必须选择剖宫产终止妊娠,可以重新评估母体和胎儿状况。重复引产可以考虑使用相同或不同的引产方法。适当的引产前教育可以提高重复引产的接受度及成功率。

重复引产包括:①期待处理:予以超声监测羊水量,胎心监护;72 小时后如未自然发动分娩,需再次行宫颈评分,让产妇考虑再次引产或者剖宫产终止妊娠。②若宫颈尚未成熟,可考虑重复使用同一种前列腺素或不同种类的前列腺素促宫颈成熟,超声监测羊水量,胎心监护,再次做宫颈评分,间隔 48 小时再次阴道给药促宫颈成熟。③引产失败后 24～72 小时行超声及宫颈评分,评估再次引产的成功可能性,同时考虑再次启动引产。当然,此时引产给予的药物剂量、间隔时间需要慎重。

## 参考文献

[1] Calderyro-Barcia R，Sereno JA. The response of human uterus to oxytocin throughout pregnancy. In：Calderyro-Barcia R，Heller H (Eds). Oxytocin[M]. London：Pergamon Press，1959.

[2] Rydén G，Sjöholm I. The metabolism of oxytocin in pregnant and non-pregnant women[J]. Acta Obstet Gynecol Scand Suppl，1971，Suppl 9：37.

[3] Seitchik J，Amico J，Robinson AG，et al. Oxytocin augmentation of dysfunctional labor. IV. Oxytocin pharmacokinetics[J]. Am J Obstet Gynecol，1984，150(3)：225.

[4] Daly D，Minnie KCS，Blignaut A，et al. How much synthetic oxytocin is infused during labour? A review and analysis of regimens used in 12 countries[J]. PLoS One，2020，15(7)：e0227941. Epub 2020 Jul 28.

[5] Hayes EJ，Weinstein L. Improving patient safety and uniformity of care by a standardized regimen for the use of oxytocin[J]. Am J Obstet Gynecol，2008，198(6)：622. e1.

[6] American College of Obstetricians Gynecologists. ACOG Technical Bulletin. Induction of labor. Number 217. December 1995（replaces no. 157，July 1991)[J]. Int J of Gynaecol Obstet，1996，53(1)：65-72.

[7] ACOG Practice Bulletin No. 107：Induction of labor[J]. Obstet

Gynecol，2009，114(2 Pt 1)：386-397.

[8] Aboshama RA，Abdelhakim AM，Shareef MA，et al. High dose vs low dose oxytocin for labor augmentation：a systematic review and meta-analysis of randomized controlled trials[J]. J Perinat Med，2020，49(2)：178-190.

[9] Budden A，Chen LJ，Henry A. High-dose versus low-dose oxytocin infusion regimens for induction of labour at term[J].Cochrane Database Syst Rev，2014(10)：CD009701.

[10] 中华医学会妇产科学分会产科学组. 妊娠晚期促子宫颈成熟与引产指南(2014)[J]. 中华妇产科杂志，2014，49：881-885.

[11] Saccone G，Ciardulli A，Baxter JK，et al. Discontinuing oxytocin infusion in the active phase of labor：a systematic review and meta-analysis[J]. Obstet Gynecol，2017，130(5)：1090-1096.

[12] Tribe RM，Crawshaw SE，Seed P，et al. Pulsatile versus continuous administration of oxytocin for induction and augmentation of labor：two randomized controlled trials[J]. Am J Obstet Gynecol，2012，206(3)：230. e1-8.

[13] Robinson C，Schumann R，Zhang PS，et al. Oxytocin-induced desensitization of the oxytocin receptor[J]. Am J Obstet Gynecol，2003，188(2)：497-502.

[14] Tchente CN，Nana TN，Tolefac PN，et al. Effects of phloroglucinol on the active phase of labour (EPAL trial)：a single blinded randomised controlled trial in a tertiary hospital in sub-Sahara Africa[J]. Pan Afr Med J，2018，30：17.

[15] Phaneuf S，Rodríguez Liñares B，TambyRaja RL，et al. Loss of myometrial oxytocin receptors during oxytocin-induced and oxytocin-augmented labour[J]. J Reprod Fertil，2000，120(1)：91-97.

[16] Porreco RP，Clark SL，Belfort MA，et al. The changing specter of uterine rupture[J]. Am J Obstet Gynecol，2009，200(3)：269 e1-4.

[17] Lilien AA. Oxytocin-induced water intoxication. A report of a maternal death[J]. Obstet Gynecol，1968，32(2)：171-173.

[18] Bilek W，Dorr P. Water intoxication and grand mal seizure due to oxytocin[J]. Can Med Assoc J，1970，103(4)：379-382.

[19] Moen V，Brudin L，Rundgren M，et al. Hyponatremia complicating

labour-rare or unrecognised? A prospective observational study[J].
BJOG, 2009, 116(4): 552-561.

[20] Dyer RA, Butwick AJ, Carvalho B. Oxytocin for labour and caesarean delivery:
implications for the anaesthesiologist[J]. Curr Opin Anaesthesiol, 2011, 24(3):
255-261.

[21] Calder AA. Normal labor. In: Edmonds DK editor (s). Dewhurst's
Textbook of Obstetrics and Gynaecology for Postgraduates[M]. 6th
ed. Oxford: Blackwell Science, 1999.

[22] O'Driscoll K, Foley M, MacDonald D. Active management of labor as
an alternative to cesarean section for dystocia[J]. Obstet Gynecol,
1984, 63: 485-490.

[23] Neilson JP, Lavender T, Quenby S, et al. Obstructed labour[J].
British Medical Bulletin, 2003, 67: 191-204.

[24] Rouse DJ, Weiner SJ, Bloom SL, et al. Failed labor induction: toward
an objective diagnosis[J]. Obstet Gynecol, 2011, 117 (2 Pt 1):
267-272.

[25] Rouse DJ, Owen J, Hauth JC. Criteria for failed labor induction:
prospective evaluation of a standardized protocol[J]. Obstet Gynecol,
2000, 96(5 Pt 1): 671-677.

[26] Kawakita T, Reddy UM, Iqbal SN, et al. Duration of oxytocin and
rupture of the membranes before diagnosing a failed induction of labor
[J]. Obstet Gynecol, 2016, 128(2): 373-380.

[27] Spong CY, Berghella V, Wenstrom KD, et al. Preventing the first
cesarean delivery: summary of a joint Eunice Kennedy Shriver National
Institute of Child Health and Human Development, Society for
Maternal-Fetal Medicine, and American College of Obstetricians and
Gynecologists Workshop [J]. Obstet Gynecol, 2012, 120 (5):
1181-1193.

[28] American College of Obstetricians and Gynecologists, Society for Maternal-
Fetal Medicine. Obstetric care consensus no. 1: safe prevention of the
primary cesarean delivery[J]. Obstet Gynecol, 2014, 123(3): 693-711.

# 第 7 章　高危妊娠的引产

　　针对妊娠并发症和合并症,适时终止妊娠的时机是产科医务人员非常关注的问题。过早终止妊娠可能导致不必要的早产或早期足月产,增加医源性早产儿的发生;而过晚终止妊娠又可能增加母胎风险。既对每例孕妇进行全面评估,又在循证医学证据的基础上选择终止妊娠的时机,有助于改善妊娠结局,提高产科质量,减少医疗纠纷。对有产科合并症及并发症的孕妇进行引产,不仅需要选择适宜的引产方式来终止妊娠,而且在引产过程中需要根据合并症及并发症的特点,个体化地进行临床监测并给予适当处理,确保母儿安全。

## ☆ 7.1　妊娠期高血压疾病

### 7.1.1　引产意义

　　对于妊娠期高血压疾病,终止妊娠是最有效的治疗措施,但又不能过早使用该手段,常在解痉、降压等缓解病情,胎儿成熟的基础上做最后的治疗。

　　对妊娠期高血压疾病患者终止妊娠,需要综合考虑母亲病情严重程度、胎龄、胎先露、宫颈条件、胎儿宫内情况、新生儿重症监护条件以及对后代的期待值等多方面因素。如妊娠期高血压、无严重表现的子痫前期无产科剖宫产指征,原则上考虑阴道试产,如果不能短时间内阴道分娩或试产过程中病情有加重趋势,应放宽剖宫产指征。美国妇产科医师协会(The American College of Obstetricians and Gynecologists,ACOG)建议,已足月的孕妇(孕周≥37周)选择阴道分娩,即使在重度子痫前期,若无母儿剖宫产指征,也建议阴道分娩。

### 7.1.2　引产的特点及其影响因素

#### 7.1.2.1　妊娠期高血压疾病引产前判断

多项研究发现,与非子痫前期患者相比,子痫前期患者更易发生引产失败,且从引产到分娩的时间比普通孕妇长,这可能与子痫前期孕妇母体平均体重较高、使用硫酸镁且引产时孕龄相对较小、宫颈条件相对不成熟等有关。最好避免长时间引产,避免为试产成功可能性较低者引产。在孕周小于 32 周且 Bishop 评分较低(<3 分)的伴严重表现的子痫前期患者中,仅有不到 1/3 的患者能够经阴道分娩。因此,此时采取剖宫产终止妊娠可能更为合理。

#### 7.1.2.2　妊娠期高血压疾病宫颈评分特点

有文献报道,在对孕周≤34 周的重度子痫前期孕妇进行引产时,宫颈 Bishop 评分≥6 分,引产后经阴道分娩极有可能成功;在孕周< 28 周的孕妇,引产的成功率为 31.6%;孕周>32 周,引产成功率为 62.5%;与转为剖宫产组相比较,引产成功组的平均 Bishop 评分较高。因此,该文献作者认为,尽管随着孕周增加,引产的成功率逐渐增加,但是 Bishop 评分还是决定引产是否成功的最好预测指标。这个结论提示我们,引产前获得正确的宫颈评分至关重要。妊娠期高血压疾病需提前终止妊娠,若选择阴道分娩,由于尚未足月,宫颈不成熟,常需要促宫颈成熟。

有研究认为,子痫前期孕妇宫颈较容易成熟,建议 Bishop 评分在常规评估的基础上再增加 1 分。

#### 7.1.2.3　如何选择促宫颈成熟方法

(1)前列腺素制剂:但此类药物在促宫颈成熟的同时会诱发宫缩,且产程较快,比较适合需要短期内结束妊娠的情况,但存在宫缩过频的风险,故需严格选择病例,其一般适用于病情较轻者。

(2)机械方法:对宫颈评分低的孕妇,Foley 导尿管和宫颈球囊促宫颈成熟的引产效果差;适合宫颈评分高的孕妇,即接近宫颈评分 6 分者。

(3)小剂量缩宫素:既往应用较多,但常以安全无效而告终,且引产数天增加孕妇疲劳与水中毒的风险。

#### 7.1.2.4　引产期间的注意事项

保持环境安静,产妇充分休息;注意不适主诉,动态监测血压,必要时予以持续心电监护,对症予以口服或静脉降压治疗,将血压控制在 150/100mmHg 以下;记录 24 小时出入量;留置静脉通路,限制补液(补液过量增加肺水肿和产妇心功能不良的风险);持续胎心监护;必要时予以硫酸镁解痉,预防子痫发作;关注产程进展;适当缩短第二产程(胎头吸引或低位产钳助产);建议椎管内镇痛,可减轻疼痛引起的高血压反应,还可在需要时快速转换为椎管内麻醉;若产程进展不顺利或产妇出现头痛、视物模糊、血压控制不佳、频繁恶心、呕吐等病情加重症状,则应立即以剖宫产结束分娩;预防产后出血。

### 7.1.3 临床观察要点

妊娠期高血压疾病病情轻重不一,变化迅速,根据疾病不同分类,引产时应严密监护和评估母体和胎儿情况,及时进行合理干预,避免母胎不良结局的发生。

#### 7.1.3.1 监测母胎病情变化和产程进展

引产过程中应密切观察孕妇自觉症状、阴道流血情况及体征变化,注意监测血压变化,动态评估电子胎心监护和宫缩频率、宫缩强度、持续时间的变化,及时发现产程进展异常。

在使用缩宫素引产和催产过程中,注意围分娩期液体及容量管理:液体管理既要保持器官和胎盘灌注,又要避免肺水肿。如果没有持续性体液丢失(如频繁呕吐),补液速度不宜超过 80mL/h,以降低医源性肺水肿的发生率。

#### 7.1.3.2 控制血压

收缩压≥140mmHg 和(或)舒张压≥90mmHg 的妊娠期高血压疾病患者使用降压药。若孕妇未并发脏器功能损伤,应将收缩压控制在 130～155mmHg,将舒张压控制在 80～105mmHg;若孕妇并发脏器功能损伤,则应将收缩压控制在 130～139mmHg,将舒张压控制在 80～89mmHg。注意平稳降压,血压不低于 130/80mmHg。

产前口服降压药物可以控制血压者,可以继续在产程中应用降压药物。常用药物有拉贝洛尔、硝苯地平短效或控释片。如口服药物不能控制血压,则采取静脉用药。

#### 7.1.3.3 预防及控制子痫

硫酸镁是治疗子痫和预防子痫发作的一线药物。

应用时机的选择是妊娠期高血压疾病孕妇在引产或临产中预防子痫。反复发作的子痫、妊娠期高血压疾病孕妇在产程中转向剖宫产术,术中根据病情酌情使用硫酸镁,其使用采用个体化处理原则。产后继续应用 24～48 小时。对部分妊娠期高血压疾病患者,可根据病情延长应用或重新启用硫酸镁。

应用方法:①控制子痫:静脉用药,负荷剂量 4～6g(常用 5g),溶于 10% 葡萄糖溶液 20mL 缓慢静脉推注(15～20 分钟),或加入 5% 葡萄糖溶液 100mL 静脉滴注(30 分钟),继而以 1～2g/h 的速度静滴维持。②预防子痫发作:负荷和维持剂量同第①条"控制子痫"处理,一般每日静滴 6～12 小时,24 小时总量不超过 25g。用药期间评估病情变化,决定是否继续用药,产后继续应用 24～48 小时。

### 7.1.3.4　持续胎心监护

特别警惕胎盘早剥的发生。胎盘早剥早期常表现为胎心监护基线变异差,伴早期减速或变异减速,子宫易激惹,出现低而频繁的宫缩。若同时伴发阴道流血或腹痛,或反复出现晚期减速,则胎盘早剥的可能性加大,需及时终止妊娠。

### 7.1.3.5　预防产后出血

妊娠期高血压疾病与催引产孕妇常常是产后出血的高危人群,要积极预防产后出血。一旦发生产后出血,不可应用任何麦角新碱类药物。

## 7.1.4　催引产过程中的异常情况及其处理方法

### 7.1.4.1　产时重度高血压和急性重度高血压的紧急降压处理

妊娠期、分娩期及产后任何时期出现重度高血压和急性重度高血压都需要给予紧急降压药物治疗,但降压幅度不能太大,以 2 小时内不超过平均动脉压的 25% 为宜,药物选择主要根据临床医师对药物使用的经验、用药成本和药物是否可立即获得。

临床常见的几种急性重度或持续性重度高血压的情形及处理如下。

(1)若为未使用过降压药物的孕妇,可以首选口服用药,每 10～20 分钟监测血压;若血压仍高,则重复加倍给药;若重复给药 2～3 次后效果不显,立即改用静脉给药。例如口服硝苯地平 10mg,每 10～20 分钟监测血压,如血压仍高于 160/110mmHg,则再口服 20mg;20 分钟复测血压未下降,可再口服 20mg;20 分钟后再次复测血压仍未下降,应改用静脉降压药物。

(2)如果在口服降压药物过程中出现了持续性重度高血压,应该改用静脉降压方法。

(3)在降压达标后,仍需要严密监测血压变化,如:1 小时内,每 10 分钟测量 1 次;以后每 15 分钟测量 1 次,维持 1 小时;再每 30 分钟测量 1 次,维持 1 小时;接着每 1 小时测量 1 次,维持 4 小时。有条件的机构,应予以持续心电监护监测血压,根据病情变化,注意个体化处理。

### 7.1.4.2　监测和处理严重并发症

关注妊娠期高血压疾病孕妇出现重要脏器受损或被累及的表现,如肺水肿、心衰、高血压脑病和脑血管意外、胎盘早剥、胎儿窘迫等,根据病情需要采取立即停止阴道试产而中转剖宫产的措施终止妊娠,多学科联合处理并发症。

### 7.1.4.3　重视特殊类型妊娠期高血压状况发生

(1) HELLP 综合征(hemolysis, elevated enzymes and low platelets syndrome):是重度子痫前期的严重并发症,引产过程中一旦出现 HELLP 综合征,往往病情凶险、进展迅猛,若短期无法经阴道分娩,需行急诊剖宫产术。若血小板进行性下降至低于 $50 \times 10^9$/L,甚至下降至$(10 \sim 20) \times 10^9$/L,则在输注血小板后行急诊剖宫产术。

(2)产时子痫:在妊娠期高血压疾病产妇的产程中,需高度关注产妇血压和自觉症状,一旦发生子痫,应采取下列急救措施。

➤ 紧急处理:预防坠地外伤;置开口器,防止唇舌咬伤;留置尿管;避免声光刺激;保持气道通畅,面罩给氧(10L/min);根据血气分析结果,给予适量 4% 碳酸氢钠注射液纠正酸中毒。

➤ 控制抽搐:子痫初次发作一般持续 60～75 秒,多呈自限性,因此,不必试图阻止抽搐。硫酸镁是治疗子痫的一线用药,使用方法如前所述。如果产程中正在使用硫酸镁维持治疗时发生子痫,则可在维持剂量的基础上额外快速(5～10 分钟)追加 2g 硫酸镁,并频繁监测有无镁中毒征象。如果两次给药仍不能控制抽搐发作,就应给予其他药物,如地西泮 5～10mg 静脉给药或复方冬眠合剂半量。

➤ 控制血压和监控并发症:当收缩压持续≥160mmHg、舒张压≥110mmHg 时,要积极降压,以预防心脑血管并发症。对于出现有可能与颅内压增高相关症状/体征(如意识减退、视盘水肿、呼吸抑制)的女性,应请神经科医师会诊协助处理。

➤ 终止妊娠:阴道分娩并非禁忌证,若母体生命体征稳定,短时间内可经阴道分娩,则可在密切监护母胎状况的前提下以产钳助产或胎头吸引缩短第二产程,尽快结束分娩;若病情不稳定,短时间内无法经阴道分娩或胎儿宫内窘迫,则应尽快行剖宫产术终止妊娠。

## ★ 7.2　妊娠合并糖尿病

### 7.2.1　概　述

妊娠合并糖尿病本身不是剖宫产指征,但分娩巨大儿的可能性较高,为避免分娩时出现难产,在妊娠晚期应综合判断决定引产时机或适当放宽剖宫产指征。对决定阴道分娩者,应制订分娩计划,产程中密切监测孕妇的血糖水平、宫缩情况、胎心率变化等,避免产程过长。

### 7.2.2　药物调整

#### 7.2.2.1　糖皮质激素

糖皮质激素在促胎肺成熟的同时,具有升高血糖的作用,所以对于需要使用胰岛素控制血糖的 PGDM 或 GDM A2 型孕妇,在使用糖皮质激素后应密切监测血糖,并根据加拿大糖尿病协会(Canadian Diabetes Association,CDA)指南调整胰岛素剂量,尽量避免激素治疗所造成的严重并发症。一般的调整原则是:第 1 天,将夜间胰岛素剂量增加 25%;第 2 天和第 3 天,将所有胰岛素剂量增加 40%;第 4 天,将所有胰岛素剂量增加 20%;第 5 天,将所有胰岛素剂量增加 10%～20%;第 6 天和第 7 天,将胰岛素剂量逐渐减至使用糖皮质激素前的剂量。

#### 7.2.2.2　胰岛素

对分娩期应用胰岛素者,产时及产后行血糖监测,根据血糖水平调整胰岛素剂量,所需剂量一般较妊娠期明显减少,一般约为孕期用量的 $1/3～1/2$。

### 7.2.3　分娩期观察要点及处理

产程中,产妇体力消耗大,进食少,应注意给产妇提供足够的能量,以满足其基础代谢需要和应激状态下的能量消耗需要;产程中,密切监测血糖及酮体水平,必要时静脉滴注胰岛素,以避免出现血糖不稳定的情况,同时促进葡萄糖的利用,防止糖尿病酮症酸中毒(diabetic ketoacidosis,DKA)的发生;保持适当血容量和电解质代谢平衡。

### 7.2.3.1 引产过程中的血糖管理

妊娠期应用胰岛素控制血糖者在计划分娩时,引产前1天睡前正常使用中效胰岛素;引产当日,停用早餐前预混胰岛素(若早餐前注射门冬胰岛素,则不需停药);产程中应停用所有皮下注射胰岛素,每2小时监测1次血糖,并根据血糖值调整胰岛素静脉滴注的速度。方案如下(静脉输液速度为125mL/h):

如血糖水平<3.9mmol/L,予以5%葡萄糖注射液,并以100~150mL/h速度滴注,使血糖水平维持在5.6mmol/L左右。

如血糖水平≥5.6~<7.8mmol/L,采用5%葡萄糖注射液和(或)乳酸林格液500mL加4U短效胰岛素,按1U/h的速度静脉滴注。

如血糖水平≥7.8~<10.0mmol/L,采用0.9%氯化钠注射液500mL加6U短效胰岛素,按1.5U/h的速度静脉滴注。

如血糖水平≥10.0~<12.2mmol/L,采用0.9%氯化钠注射液500mL加8U短效胰岛素,按2.0U/h的速度静脉滴注。

如血糖水平≥12.2mmol/L,采用0.9%氯化钠注射液500mL加10U短效胰岛素,按2.5U/h的速度静脉滴注。

方案如表7-1所示。

表 7-1    产时血糖管理

| 血糖水平 | 补液 | 胰岛素用量(U/h)* |
|---|---|---|
| <5.6mmol/L | 5%GS 500mL+0U 胰岛素 | / |
| ≥5.6~<7.8mmol/L | 5%GS 500mL+4U 胰岛素 | 1.0U/h |
| ≥7.8~<10.0mmol/L | NS 500mL+6U 胰岛素 | 1.5U/h |
| ≥10.0~<12.2mmol/L | NS 500mL+8U 胰岛素 | 2.0U/h |
| ≥12.2mmol/L | NS 500mL+10U 胰岛素 | 2.5U/h |

注:补液速度125mL/h

### 7.2.3.2 DKA 的处理

产程中及手术前后的应激状态,合并感染或使用糖皮质激素等,均可能诱发酮症酸中毒,需要给予胰岛素降低血糖、纠正代谢和电解质紊乱、改善循环、去除诱因。

治疗具体步骤如下。

(1)对血糖过高者(>16.6mmol/L),先予以胰岛素0.2~0.4U/kg一次性静脉注射。

（2）胰岛素持续静脉滴注：0.9％氯化钠注射液＋胰岛素，按胰岛素0.1U/(kg・h)或 4～6U/h 的速度静脉滴注。

（3）监测血糖：从使用胰岛素开始每小时监测 1 次血糖，并根据血糖下降情况调整用药，要求平均每小时血糖下降 3.9～5.6mmol/L 或超过静脉滴注前血糖水平的 30％。达不到此标准者可能存在胰岛素抵抗，应将胰岛素用量加倍。

（4）当血糖降至 13.9mmol/L 时，将 0.9％氯化钠注射液改为 5％葡萄糖液或葡萄糖氯化钠注射液，每 2～4 克葡萄糖加入 1U 胰岛素，直至血糖降至11.1mmol/L 以下、尿酮体阴性并可平稳过渡到餐前皮下注射治疗时停止补液。

### 7.2.3.3　注意事项

补液原则先快后慢、先盐后糖；注意出入量平衡。在开始静脉胰岛素治疗且患者有尿后，要及时补钾。当 $pH<7.1$、二氧化碳结合力$<10mmol/L$、$HCO_3^-<10mmol/L$ 时，可补碱，用 5％ $NaHCO_3$ 100mL＋注射用水 400mL，以 200mL/h 的速度静脉滴注，至 $pH\geqslant7.2$ 或二氧化碳结合力$>15mmol/L$时停止补碱。

### 7.2.3.4　新生儿低血糖

新生儿脱离母体高血糖环境时，易出现新生儿低血糖。因此，对妊娠合并糖尿病患者的新生儿，要在出生后 30 分钟内行末梢血糖监测，并严密监测血糖变化，及时发现低血糖、低钙血症、高胆红素血症。

## ★ 7.3　妊娠期肝内胆汁淤积症

### 7.3.1　概　述

妊娠期肝内胆汁淤积症（intrahepatic cholestasis of pregnancy，ICP）患者的特殊胎盘病理改变导致绒毛间腔狭窄，从而导致胎盘交换能力低下，临产后的宫缩可能导致胎儿灌注及氧交换进一步减少，增加胎儿窘迫的发生机会及不可逆转性；严重时，导致胎儿急性缺氧甚至胎死宫内。对于轻度 ICP，无产科其他剖宫产手术指征者，可考虑经阴道试产。关于引产，有观点认为，引产可能降低胎死宫内的风险，但证据水平极低，在引产过程中应注意避免宫缩过强而加重胎儿缺氧。

### 7.3.2 分娩期异常及其处理方法

(1)严密监护胎心。产程初期需行缩宫素激惹试验(oxytocin challenge test,OCT)检查,产时需严密监护,最好全程行宫缩应激试验(contraction stress test,CST),需做好新生儿窒息复苏及紧急剖宫产准备。

(2)采用熊去氧胆酸治疗 ICP,产后出血的风险似乎并未增加。因此,分娩前无须常规评估凝血参数或给予维生素 K。对于罕见的难治性病例,可测定凝血酶原时间,若凝血酶原时间延长,则给予维生素 K。

## ★ 7.4 过期妊娠

### 7.4.1 概 述

在过期妊娠孕妇,难产、手术产、损伤以及相关并发症的发生率增加,围产儿发病率和死亡率均显著升高,新生儿发生远期不良预后的可能性增加。多项证据显示,积极引产可以降低过期妊娠的围产儿死亡率,且不增加剖宫产率。中华医学会《妊娠晚期促子宫颈成熟与引产指南(2014)》指出,在宫颈未成熟的情况下,可选择前列腺素制剂或者机械性方法促进宫颈成熟;一旦宫颈成熟,应予以缩宫素引产;若胎头已衔接,通常采用人工破膜+小剂量缩宫素静滴的方法引产。

### 7.4.2 临床观察要点及分娩期处理

进入产程后,产妇间断吸氧,密切注意宫缩的强度、频率及持续时间。产程中最好连续胎心监护,注意羊水性状及量,及早发现胎儿窘迫,并及时处理。

若产程进展缓慢或胎先露部下降不满意、疑有头盆不称,出现产时胎儿窘迫,估计短时间内不能经阴道结束分娩,可适当放宽剖宫产指征。

对于羊水Ⅲ度污染者,胎头娩出后应立即清除口咽部黏液,在喉镜指引下气管插管吸出气管内黏液,减少胎粪吸入综合征的发生。

## ☆ 7.5　剖宫产术后再次妊娠阴道试产

### 7.5.1　概　述

剖宫产术后再次妊娠阴道试产(trial of labor after cesarean section，TOLAC)的成功率各国报道不一，60%～80%不等；发生子宫破裂的风险高于择期剖宫产，但整体风险率不足 1%。因此，对剖宫产术后再次妊娠但有TOLAC 意愿的孕妇，必须在产前充分评估及具备阴道分娩适应证、规范的产时管理、相应的应急预案的前提下实施 TOLAC，这也是提倡的。

TOLAC 孕妇的引产指征同无剖宫产史的孕妇，但引产方式的选择及引产过程的监测与围产期预后密切相关。TOLAC 引产的主要并发症为先兆子宫破裂和子宫破裂。因此，需要由高年资专科医师通过评估母儿状态、引产条件及方式，并与孕妇及其家属充分沟通后再决定是否引产。

提高 TOLAC 成功率的因素如下：①有阴道分娩史，包括前次剖宫产术前或后的阴道分娩史；②孕周不足 39 周的自然临产；③子宫颈管消失 75%～90%、宫口扩张；④本次分娩距前次剖宫产的时间间隔>18 个月；⑤孕妇体质指数(BMI)<30kg/m²；⑥孕妇年龄<35 岁。

### 7.5.2　引产前的准备

(1)评估孕妇既往分娩史、母体状态、胎儿体质量、骨盆情况、胎头是否入盆、子宫颈条件、子宫下段等情况，来判断孕妇是否具备 TOLAC 的适应证，并再次核实孕周。

(2)引产前需向孕妇及其家属充分交代引产条件、引产方式、可能的产程、中转剖宫产、子宫破裂的风险及对母儿的危害、医院的监护及应急处理措施等，并签署知情同意书。

(3)备血，留置导尿，开放静脉通路，做好紧急剖宫产的手术准备。

(4)选择引产方法。

➤　在 TOLAC 孕妇引产时，可选择的促宫颈成熟方法包括经宫颈球囊的机械性方法、人工破膜和小剂量缩宫素。

加拿大妇产科医师协会的指南提出，对计划 TOLAC 的孕妇，应用机械导管促宫颈成熟是安全的；不建议使用前列腺素制剂。有一项纳入 20095 例TOLAC 病例的研究显示，与自然临产相比，使用前列腺素制剂引产会显著增加子宫破裂的发生率,两组分别为0.52%和2.24%,而不使用前列腺素制剂催引产的TOLAC孕妇的子宫破裂发生率仅略微增高,差异无统计学意义。ACOG亦认为,当TOLAC宫颈不成熟者需要催引产时,宫颈球囊机械法是很好的一种选择。

➢ 引产方式与既往无剖宫产史的孕妇相同。对于有引产指征的宫颈成熟孕妇,可考虑使用人工破膜＋小剂量缩宫素引产。缩宫素引产时,要特别注意缩宫素的剂量、宫缩强度、产程进展、胎头下降、母体不适主诉及胎心监护的情况等。

关于有剖宫产史的孕妇尝试阴道分娩时,使用缩宫素引产是否与子宫破裂风险增加存在因果关系,现有数据和结论并不一致。同时,我们也需要认识到,即使引产相比自然临产(或期待处理)的子宫破裂风险增加并具有统计学意义,增加的绝对值也相对较小。ACOG认为,对TOLAC孕妇引产是可接受的。可见,对TOLAC孕妇基于标准产科指征使用缩宫素引产不是禁忌,而是一种适当的选择。

### 7.5.3　临床观察要点

#### 7.5.3.1　产程进展的评估

一项回顾性队列研究显示,TOLAC孕妇的第一产程持续时间与无剖宫产史孕妇相近;若发生潜伏期延长,可给予治疗性休息、缩宫素和(或)人工破膜,以协助孕妇过渡到活跃期,故可采用与无剖宫产史孕妇相同的标准来评估产程进展。

#### 7.5.3.2　有关缩宫素催产

ACOG支持对既往有剖宫产史的孕妇在临床需要时使用缩宫素催产。

有关TOLAC期间缩宫素催产的子宫破裂风险的数据,各研究报道并不一致。有3项大型观察性研究报道,催产会增加子宫破裂的发生风险;而另外2项研究报道称未发现此风险增加。但观察性研究表明,缩宫素剂量＞20mU/min、宫缩过频与子宫破裂之间存在关联。鉴于目前的证据有限,ACOG尚未给出任何有关TOLAC孕妇缩宫素用法用量的推荐。但在临床使用缩宫素过程中,掌握恰当的剂量是成功引产的基础保障。

#### 7.5.3.3　引产过程中的注意事项

(1)应由专人监护和观察。

(2)建议持续胎心监护,及时发现胎心率异常。

（3）足月妊娠引产的子宫破裂发生率是产程自然发动者的近 2 倍。子宫破裂的体征和症状可能包括胎心率异常、宫缩乏力、胎先露部位回缩、腹痛、原子宫切口水平的耻骨上疼痛、频繁需要硬膜外给药、阴道出血、母体血流动力学不稳定和血尿等。特别强调的是，若产妇在椎管内麻醉后仍主诉疼痛，或需要频繁重复给予麻醉剂以充分控制疼痛，应引起临床警惕，并高度怀疑子宫破裂或先兆子宫破裂。

有条件者应对孕妇持续心电监护，观察孕妇的生命体征；同时注意孕妇的主诉及一般状况。

（4）重点观察胎心变化。较多临床研究提示，子宫破裂的先兆是胎心改变。若出现胎心异常、先兆子宫破裂或子宫破裂等征象，应实施 5 分钟紧急剖宫产。密切注意产程进展、胎头下降情况；尽量缩短第二产程；如引产时间≥8 小时仍未临产，应再次评估是否适合阴道分娩，并再次与家属交代病情，必要时中转剖宫产。

## ★ 7.6　低置胎盘

### 7.6.1　概　述

前置胎盘终止妊娠的时机取决于胎盘是否植入及其严重程度、孕周、胎儿大小、阴道流血情况、是否合并感染、是否已临产、妊娠期合并症及并发症等诸多因素，应根据产前母胎评估的结果，个体化地确定分娩时机及分娩方式。

关于胎盘边缘距宫颈内口 10～20mm 妊娠的最佳分娩方式，目前尚有争议。对于无症状、无头盆不称的低置胎盘者，尤其妊娠 35 周后经阴道超声测量胎盘边缘距子宫颈内口为 11～20mm 的孕妇，可考虑自然分娩。

低置胎盘引产的并发症主要是产前、产时出血而中转剖宫产。

### 7.6.2　临床观察要点

（1）低置胎盘孕妇在进行阴道试产时，一定要做好行紧急剖宫产术和输血的准备。需与孕妇及其家属充分沟通分娩方式和风险，建议在有条件的医疗机构行阴道试产。

（2）产程中的一个重要步骤是帮助胎先露部下降，压迫止血。在宫口开大 3～4cm 时行人工破膜；破膜后胎头下降压迫胎盘前置部分而止血；此时再加用缩宫素加强宫缩、压迫胎盘止血及促进产程。

（3）产程中需密切关注胎心变化，建议采用连续胎心监护。

（4）若人工破膜后，胎头下降不理想，仍有出血或产程进展不顺利，临产后诊断的部分性或边缘性前置胎盘，出血量较多，估计短时间内不能分娩者，也宜行急诊手术终止妊娠。

### 7.6.3　分娩期异常及其处理方法

（1）胎儿娩出后，胎盘往往因不易自行剥离或剥离不全而出血不止。据报道，有多次宫腔操作史的胎盘粘连者，往往出血多，以人工剥离为宜。胎儿娩出后应尽早使用宫缩剂，但不建议短期内用上多种宫缩剂，操作动作须轻柔，谨防损伤子宫下段，并警惕胎盘粘连或植入的可能。

（2）胎盘剥离后，子宫下段因收缩欠佳而出血多，在使用宫缩剂无效时同时采取子宫按压、宫腔填塞等措施，必要时按照严重产后出血处理。

（3）产后仔细检查胎盘，注意胎盘的形状、完整性、是否有副胎盘等。应将新生儿置于新生儿重症监护室观察，测定血细胞比容、红细胞计数和血红蛋白，以了解新生儿失血和贫血的情况。

### 7.7.1　概　述

肥胖孕妇因为常合并慢性高血压、多囊卵巢综合征，或既往有妊娠期高血压疾病史、巨大儿分娩史等，所以其分娩方式应基于产科指征结合合并症选择。而计划性剖宫产的并发症发生率并不低于计划性阴道分娩，在病态肥胖者中也是如此。因此，管理好肥胖孕妇的催引产具有实际意义。

在肥胖孕妇经阴道分娩前，应做好详细的准备工作，充分评估孕妇产力、产道及胎儿因素，警惕巨大儿、肩难产的发生，与患者及其家属充分沟通交流，使其了解分娩过程中的困难、可能发生的风险及处理方案，共同决定分娩方式及分娩时机。

由于死胎和胎儿继续生长导致并发症的风险增加，所以有方案建议孕前BMI≥40kg/m² 的孕妇，孕前 BMI 为 35～39.9kg/m² 合并 GDM 或大于胎龄儿的孕妇，孕前 BMI 为 30～34.9kg/m² 合并 GDM 和大于胎龄儿的孕妇，在孕 39～40 周计划分娩。采用该方案不会增加剖宫产率（剖宫产率反而下降）

且可降低巨大儿的发生率。

### 7.7.2　临床观察要点、分娩期异常及其处理方法

肥胖孕妇引产失败的风险增加。一项研究显示,肥胖孕妇引产失败的概率总体上是正常体重孕妇的 2 倍,且该风险随着肥胖分级的增加而增加。肥胖对产程进展有轻度影响。有研究发现,与体重正常的孕妇相比,超重和肥胖孕妇的宫口从 4cm 扩张至 10cm 所需时间的中位数更长。另一项研究也提示,宫颈扩张速度和产程持续时间与孕妇体重呈负相关,孕妇体重每增加10kg,从静滴缩宫素至开始分娩的时间间隔增加 0.3 小时。其原因是肥胖孕妇对催产素的敏感性较差。但第二产程的持续时间似乎不受 BMI 增加的影响。

肥胖女性出现麻醉困难和并发症的风险较高,因此推荐由麻醉医生在临产前或临产早期对所有肥胖孕妇进行评估。对于计划阴道试产的肥胖孕妇,可早期放置硬膜外或椎管内导管,并强调由熟练的麻醉医生操作,保障分娩镇痛的高效实施,同样以免紧急转剖宫产时需进行全身麻醉。

## ★ 7.8　羊水量异常

### 7.8.1　羊水过多

#### 7.8.1.1　概　述

对于羊水过多者,虽然使用缩宫素或前列腺素以促进宫颈成熟和引产并没有绝对禁忌证,但这些药物应慎用。羊水过多者的宫腔压力本身较高,使用宫缩剂可能使宫腔压力更高。为避免羊水栓塞、胎盘早剥等风险,可以根据临床需要,小心评估后使用促宫颈成熟方法,配合适时适度人工破膜,并使用缩宫素引产。

#### 7.8.1.2　临床观察要点、分娩期异常及其处理方法

(1)羊水过多可使胎儿活动性增大,可能出现脐带先露、臀先露、复合先露或横位。人工破膜除前述注意事项外,在破膜前、后还应注意胎位的变化,注意有无脐带脱垂和(或)胎盘早剥的风险。特别要强调破膜速度,要使羊水缓慢流出。

(2)在羊水过多者,胎儿体重往往难以估计。建议在羊水基本流净后再

次评估胎儿体重与头盆关系。

（3）若破膜后宫缩乏力，可静脉滴注小剂量缩宫素以增强宫缩，并密切观察产程进展及羊水性状。

（4）胎儿娩出后应及时应用宫缩剂，预防产后出血的发生。

### 7.8.2　羊水过少

#### 7.8.2.1　概　述

在分娩过程中，羊水能使宫腔压力均匀分布，避免胎儿局部受压。羊水过少，脐带容易受压，胎体会直接受到宫腔压力，再加上妊娠晚期羊水过少常系胎盘功能不良及慢性胎儿宫内缺氧所致，故妊娠晚期羊水过少在分娩过程中要重点观察，这是胎儿危险的信号。

#### 7.8.2.2　临床观察要点、分娩期异常及其处理方法

（1）若存在各种原因的胎儿畸形或死胎，可选择依沙吖啶羊膜腔内注射引产。

（2）若胎儿储备力尚好，母体宫颈不成熟，可选择促宫颈成熟；宫颈成熟者，可在密切监护下滴注缩宫素引产，阴道试产前应常规行 OCT，产程中连续监测胎心变化，尽早行人工破膜以观察羊水性状及量；当羊水量少、粪染，或有其他胎儿宫内窘迫表现，估计短时间内不能完成分娩时，应及时剖宫产。

（3）分娩时羊水过少易发生脐带受压。ACOG 指出，对羊水过少伴频繁胎心变异减速或羊水Ⅲ度粪染者，可选择经宫颈羊膜腔输液缓解脐带受压，提高阴道安全分娩的可能性。但也有文献报道持反对态度，认为该方法不能降低剖宫产和新生儿窒息的发生率，反而可能增加胎粪吸入综合征的发生率，此项方法现在临床较少应用。

## ★ 7.9　胎膜早破

### 7.9.1　足月胎膜早破

#### 7.9.1.1　概　述

对足月胎膜早破（premature rupture of membrane，PROM）在短时间内不临产的孕妇，积极引产更有利于获得良好的母儿结局；如无剖宫产指征，则宜在破膜后 2～12 小时积极引产。

对于宫颈条件成熟的 PROM 孕妇,首选的引产方法是静脉滴注缩宫素。对子宫颈条件不成熟者,可应用前列腺素制剂促进子宫颈成熟。考虑使用机械导管促宫颈成熟会增加母体和胎儿感染的风险,目前不建议对 PROM 孕妇使用机械方式促宫颈成熟。

PROM 孕妇最严重的并发症是羊膜腔感染,其风险随着胎膜破裂时间的延长而增加,因此,引产前排除宫内感染的评估是引产的基础,阴道及肛门周围 B 族链球菌的检查是必需的。近年来,对胎膜早破感染病原体的研究也不再局限于细菌、支原体等。2013 年,韩国高丽大学一项研究显示,感染 HR-HPV 妇女胎膜早破的发生率明显高于未感染者,HR-HPV 感染与胎膜早破风险增加相关(OR 2.380;95％CI 1.103～5.134)。2020 年的一项 Meta 分析也充分显示了人乳头瘤病毒与早产(aOR 1.50;95％ CI 1.19～1.88)、早产胎膜早破(aOR 1.96;95％CI 1.11～3.45)的相关性。

### 7.9.1.2　临床观察要点、分娩期异常及其处理方法

(1)孕妇在足月胎膜早破后,应卧床休息,保持外阴清洁。

(2)仔细查体,包括检查胎位、胎儿大小、胎先露的衔接情况,还有骨盆情况,除外剖宫产指征,即使在引产过程中也要注意这些要素的变化,尤其注意新的感染迹象的出现,包括监测孕妇脉搏、体温、心率、血常规变化。对有感染者,应及早抗感染治疗;无感染者如胎膜早破 12 小时以上,也应常规予以抗生素预防感染。

(3)目前最常用的引产方法是缩宫素持续静脉滴注,并根据宫缩强弱进行调整;但一旦进入宫口 3cm 后,缩宫素持续静脉滴注要停药或改为间歇性停药,引产效果更好。因为破膜后,子宫对缩宫素引产比较敏感,所以应有专人监护。

2012 年,有研究将 Bishop 评分≤5 分的胎膜早破妇女随机分配到静脉注射催产素组(n＝223)或先放置地诺前列酮阴道栓、6 小时后静脉注射缩宫素组(n＝227),进行对照分析。结果发现,后者 24 小时内阴道分娩率显著提高(78.5％ vs. 63.3％;OR 1.23;95％CI 1.09～1.39;P＝0.001),两组母儿结局相似。另有一项前瞻性研究比较了缩宫素和舌下含服米索前列醇在 PROM 引产中的作用,共纳入 270 例 PROM 及宫颈未成熟的孕妇。第一组接受缩宫素低剂量标准输注(缩宫素组);第二组接受米索前列醇 25μg,每 4 小时给药一次(米索前列醇组)。结果发现,两组从引产到分娩活跃期的时间间隔相似,但米索前列醇组第二产程时间明显缩短(P＜0.05),新生儿 5 分钟 Apgar 评分明显高于缩宫素组,提示在胎膜早破引产中,缩宫素逊于舌下

含服米索前列醇,但研究也显示米索前列醇组的一些母体副作用显著高于缩宫素组($P<0.001$)。

2020年,我国一项大型队列研究分析了2166例地诺前列酮引产的足月妊娠孕妇,并分为PROM引产组(PROM组)与其他指征引产组(no-PROM组),比较两组分娩时间及围产期结局。结果发现,PROM组应用地诺前列酮引产的剖宫产率更低(26.89% vs. 33.58%,$P<0.0001$),诱导分娩时间短($P<0.0001$),24小时内顺产率($P<0.0001$)和48小时顺产率($P<0.0001$)均高于non-PROM组。PROM组羊水污染的发生率显著低于no-PROM组(19.18% vs. 25.20%,$P=0.002$)。结果提示,对PROM孕妇使用地诺前列酮引产也是安全、有效的。

(4)宫颈球囊促宫颈成熟。一项PROM后宫颈球囊促宫颈成熟引产的回顾性队列研究报道,124例PROM孕妇被分为两组,分别为宫颈球囊促宫颈成熟后加或不加缩宫素的病例42例(宫颈球囊组,33.9%)和仅用缩宫素引产者82例(单用缩宫素组,66.1%)。结果发现,宫颈球囊组绒毛膜羊膜炎的发生率略高于单用缩宫素组,但差异未有统计学意义($P=0.10$),而宫颈球囊组的剖宫产率、宫内压力导管(intrauterine pressure catheter,IUPC)使用率更高,破膜至临产的中位时间更长。

(5)引产过程中应动态评估母儿情况,一旦出现母儿感染征象,应重新评估阴道分娩的安全性。短期内无法及时经阴道分娩者,应考虑改变分娩方式。此外,对于引产失败(引产18小时以上未临产)或潜伏期延长者,需警惕潜在的头盆不称的可能,重新评估进一步试产的可能性和必要性。

### 7.9.2 未足月胎膜早破

依据ACOG 2020年的胎膜早破临床实践指南,对于孕34~36^{+6}周的未足月胎膜早破(preterm premature rupture of membrane,PPROM)孕妇,无论是期待治疗还是立即终止妊娠,都是合理的选择。因此,临床上也会经常遇到PPROM终止妊娠。终止妊娠的孕周一般不应超过37周。对于之前未给予糖皮质激素治疗且无绒毛膜羊膜炎证据的孕妇,应使用单疗程糖皮质激素,同时进行B族链球菌筛查和预防;若有羊膜腔感染,应立即治疗并尽快分娩,积极引产,引产方式及注意事项同PROM,但此种情况引产成功的关键是宫颈成熟度,如果宫颈成熟度差,引产成功率低,引产时间也延长。临床需要综合考虑和选择。建议对于宫颈成熟度良好(Bishop评分≥7分)或产次≥1次的PROM患者,一般可考虑选择缩宫素引产;对于宫颈成熟度欠佳

（5 分≤Bishop 评分≤6 分）的初产妇，在排除感染的情况下，可促宫颈成熟后引产；对于宫颈成熟度不良（Bishop 评分≤4 分）的初产妇，则更倾向于选择地诺前列酮或米索前列醇促宫颈成熟后引产。但考虑到药物剂型和特点，具有缓释系统的地诺前列酮栓在安全性上更可以掌控。

引产过程中应动态评估母儿情况，一旦出现母儿感染征象，应重新评估阴道分娩安全性；短期内无法及时经阴道分娩者，应考虑改变分娩方式。

## ☆ 7.10　双　胎

### 7.10.1　概　述

#### 7.10.1.1　双胎阴道分娩选择

基本条件是第一胎即 A 胎的胎位为头先露双羊膜囊双胎妊娠。

#### 7.10.1.2　不建议阴道试产或特别监护的情况

（1）第二个胎儿的体重明显大于第一个。

（2）若孕龄＜28 周或第二胎的估计体重＜1500g，则无论第一胎是否为头先露，都不建议阴道试产。

（3）单绒毛膜单羊膜囊双胎。

（4）复杂性双胎（如双胎输血综合征、选择性胎儿宫内生长受限及双胎贫血-多血质序列征等）。

（5）如果有 1 次既往剖宫产史且无阴道试产禁忌，则可在充分知情同意后严密母胎监护下阴道试产。

（6）对于初产妇，若第一个胎儿为臀先露，则主张剖宫产结束分娩；对于经产妇，第一个胎儿臀先露并非阴道分娩的绝对禁忌，但臀位分娩过程中有发生脐带脱垂、后出头困难、胎儿窘迫等并发症的风险，有学者认为对此类孕妇，剖宫产常常优于阴道分娩。

据临床观察，如果双胎自然发动宫缩，产程一般较为顺利。如果宫颈条件不佳，选择促宫颈成熟及引产的方案同单胎。

### 7.10.2　双胎分娩期特点及临床观察要点

（1）双胎妊娠的阴道分娩应在有相当规模的分娩单位进行，并且由有丰富经验的产科医师及助产士共同观察产程。

（2）双胎妊娠分娩时发生并发症的风险增加，产时应有能够同时监测双胎胎心的电子监护仪，持续产时监护。

（3）双胎孕妇在第一产程可适当活动。因双胎孕妇子宫过度膨大，第一产程可能延长，故应注意保证能量及水分的补充。若宫缩乏力，可使用常规剂量缩宫素静脉滴注加强宫缩。一旦宫口达 3cm，建议人工破膜，放出羊水，使宫腔容量缩小，有利于子宫收缩。若催产效果不佳或有其他产科指征，则宜改行剖宫产结束分娩。

（4）第一个胎儿娩出后，宫内空间相对增大，使第二个胎儿的胎方位及胎产式可能发生变化，影响第二个胎儿的顺利出生。因此，分娩时台下需要有专人负责固定胎位，为纵产式，并监测第二个胎儿的胎心率；推荐椎管内镇痛，可有效缓解疼痛，且可在需要进行内/外倒转或臀位牵引术时提供有效镇痛和麻醉。但应注意娩出第一个胎儿时不宜过快，以免发生胎盘早剥。对单绒毛膜双胎，在第一个胎儿娩出后，应立即断脐，夹闭胎盘侧的脐带，以防第二个胎儿失血。对双绒毛膜双胎，ACOG 推荐在胎儿娩出后，至少延迟 30～60 秒钳夹脐带。目前，关于恰当的分娩间隔时间尚有争议。大多数医师认为，双胎分娩间隔时间应该控制在 30 分钟之内，在临床工作中应采取积极的措施缩短两个胎儿的分娩间隔时间。若在第一个胎儿娩出后 15 分钟以上仍无有效宫缩，则可静脉滴注缩宫素促进子宫收缩，待先露入盆后可行人工破膜。如果发生脐带脱垂、胎盘早剥及胎心率异常，应立即行阴道助产，迅速娩出胎儿。如胎头或胎臀高浮，短期内不能结束分娩，可适当放宽剖宫产指征。

（5）第三产程的处理重点是应于产妇腹部置沙袋压迫，以防回心血量突然迅速增加而导致产妇发生心衰；并加速缩宫素滴注，以防产后出血。

## ★ 7.11 巨大儿

### 7.11.1 概　述

对于疑似巨大儿，除非临床上有明确的指征，否则不建议在孕 39 周前引产。孕 39 周后引产，对于其肩难产发生率是否会降低，规避肩难产风险所获益是否能超过胎儿提早引产带来的危害等，一直有争议，但根据宫颈成熟度评分选择促宫颈成熟再催产的观点比较明确。

### 7.11.2　临床观察要点、分娩期异常及其处理方法

（1）如果选择阴道试产,不宜试产过久;若出现产程延长、胎头下降停滞以及胎儿宫内窘迫等情况,需剖宫产终止妊娠。

（2）若胎头双顶径已达坐骨棘下 3cm,宫口已开全,做好产钳助产准备,同时做好处理肩难产的准备工作,还应呼叫新生儿科医师做好新生儿窒息复苏及抢救工作。

## ☆ 7.12　胎儿生长受限

### 7.12.1　概　述

胎儿生长受限（fetal growth restriction,FGR）不是剖宫产手术绝对指征,如果胎儿宫内情况良好、胎儿成熟、Bishop 宫颈成熟度评分≥7 分、无产科禁忌证,则可以经阴道分娩,但要加强产时胎心监护;如果羊水过少、胎儿窘迫,则应考虑剖宫产。

### 7.12.2　临床观察要点、分娩期异常及其处理方法

#### 7.12.2.1　产时监测

FGR 通常是胎盘功能不良的结果,胎儿在宫内长期处于低氧和糖原储存少的状态,产程中胎盘承受子宫收缩后氧气输送能力明显下降,发生胎儿窘迫的倾向性很大,并且这种状况可能因临产而加剧。因而在分娩过程开始即做胎心监测了解胎儿储备功能,产程中持续胎心监测。

#### 7.12.2.2　新生儿复苏

新生儿分娩时,缺氧和胎粪吸入的风险增加,在新生儿娩出后应尽快熟练地清理呼吸道并进行通气。

## ☆ 7.13　高　龄

### 7.13.1　概　述

高龄不是剖宫产的指征,尤其是 40 岁以下的孕妇,可阴道试产。但有文

献报道,高龄孕妇孕 40 周后发生胎死宫内的概率增高,建议年龄≥40 岁的又具备阴道分娩指征的高龄孕妇,在孕 39~40 周择期引产终止妊娠。

引产前根据宫颈成熟度确定是否促进宫颈成熟。若宫颈成熟,则建议人工破膜加缩宫素静滴综合引产。

### 7.13.2 临床观察要点、分娩期异常及其处理方法

注意生命体征及一般情况变化,尤其应注意孕妇体力承受力,保证孕妇能量及水分的补充。高龄产妇又分为高龄初产妇和高龄经产妇,前者往往宫颈坚韧,引产后有宫颈水肿,同时警惕宫缩乏力,若产程进展不佳或有其他产科指征,宜改行剖宫产结束分娩。推荐分娩镇痛。

高龄孕妇胎盘钙化、胎盘功能下降等情况的死产率较年轻产妇明显升高,产程应连续胎心监护,警惕胎盘早剥、胎儿窘迫的发生。若出现异常,应立即娩出胎儿。

## 参考文献

[1] 耿力,胡晏馨,马润玫. 妊娠期高血压疾病终止妊娠时机与方式[J]. 中国实用妇科与产科杂志, 32 (2016): 734-738.

[2] Hypertension in pregnancy. Report of the American College of Obstetricians and Gynecologists Task Force on hypertension in pregnancy[J]. Obstet Gynecol, 2013, 122(5):1122-1131.

[3] ACOG Committee Opinion No. 559: Cesarean delivery on maternal request [J]. Obstet Gynecol, 2013, 121(4):904-907.

[4] Park KH, Cho YK, Lee CM, etal. Effect of preeclampsia, magnesiumsulfateprophylaxis, and maternal weight on labor induction: a retrospective analysis[J]. Gynecol Obstet Invest, 2006, 61(1):40-44.

[5] Gordon JG. Obstetrics, Gynecology and Infertility: Handbook for Obstetrician [M]. Arlington, VA: Scrub Hill Press, 2007.

[6] Magann EF, Ounpraseuth ST, Miller CD, et al. Maternal and perinatal outcomes of indicated inductions of labor[J]. J Matern Fetal Neonatal Med, 2015,15:1-5.

[7] Nassar AH, Adra AM, Chakhtoura N, et al. Severe preeclampsia remote from term: labor induction or elective cesarean delivery[J]? Am

J Obstet Gynecol,1998，179(5)：1210-1213.

[8] Cheuk QK，Lo TK，Lee CP，et al. Double balloon catheter for induction of labour in Chinese women with previous caesarean section：one-year experience and literature review［J］. Hong Kong Med J，2015，21（3）：243-250.

[9] WHO. WHO recommendations：policy of interventionist versus expectant management of severe pre-eclampsia before term ［M］. Geneva：World Health Organization,2018.

[10] Committee on Obstetric Practice. Committee Opinion No. 623：emergent therapy for acute-onset，severe hypertension during pregnancy and the postpartum period. Obstet Gynecol，2015，125(2)：521-525.

[11] American College of Obstetricians and Gynecologists. Emergent therapy for acute-onset，severe hypertension during pregnancy and the postpartum period［J］. Committee Opinion No. 692. Obstet Gynecol，2017,129：e90-e95.

[12] ACOG Committee Opinion No. 767：Emergent Therapy for Acute-Onset，Severe Hypertension During Pregnancy and the Postpartum Period［J］. Obstet Gynecol，2019，133(2)：e174-e180.

[13] Koopmans CM，Bijlenga D，Groen H,et al. Induction of labour versus expectant monitoring for gestational hypertension or mild pre-eclampsia after 36 weeks' gestation（HYPITAT）：a multicentre，open-label randomised controlled trial［J］. Lancet，2009，374（9694）：979-988.

[14] Boulvain M，Senat MV，Perrotin F，et al. Induction of labour versus expectant management for large-for-date fetuses：a randomised controlled trial［J］. Lancet，2015，385(9987) ：2600-2605.

[15] Diabetes Canada Clinical Practice Guidelines Expert Committee；Feig DS，Berger H，et al. Diabetes and Pregnancy. Diabetes Canada 2018 Clinical Practice Guidelines for the Prevention and Management of Diabetes in Canada ［J］. Can J Diabetes，2018，42 （Suppl 1）：S255-S282.

[16] Berger H，Gagnon R，Sermer M. Guideline No. 393-Diabetes in Pregnancy［J］. J Obstet Gynaecol Can，2019，41(12)：1814-1825.

[17] Pettit KE，Tran SH，Lee E，et al. The association of antenatal corticosteroids with neonatal hypoglycemia and hyperbilirubinemia [J]. J Matern Fetal Neonatal Med，2014，27(7)：683-686.

[18] 中华医学会妇产科学分会产科学组，中华医学会围产医学分会妊娠合并糖尿病协作组. 妊娠合并糖尿病诊治指南（2014）[J]. 中华妇产科杂志，2014，49：561-569.

[19] Sibai BM，Viteri OA. Diabetic ketoacidosis in pregnancy[J]. Obstet Gynecol，2014，123(1)：167-178.

[20] Modi A，Agrawal A，Morgan F. Euglycemic diabetic ketoacidosis：a review[J]. Curr Diabetes Rev，2017，13(3)：315-321.

[21] Society for Maternal-Fetal Medicine (SMFM). Society for Maternal-Fetal Medicine Consult Series ♯ 53：intrahepatic cholestasis of pregnancy. Am J Obstet Gynecol，2021，224(2)：B2-B9.

[22] 中华医学会妇产科学分会产科学组. 妊娠期肝内胆汁淤积症诊疗指南（2015）[J]. 中华妇产科杂志，2015，50：481-485.

[23] 中华医学会妇产科学分会产科学组. 妊娠晚期促子宫颈成熟与引产指南（2014）[J]. 中华妇产科杂志，2014，49：881-885.

[24] Sabol B，Denman MA，Guise JM. Vaginal birth after cesarean：an effective method to reduce cesarean[J]. Clin Obstet Gynecol，2015，58(2)：309-319.

[25] Guise JM，Eden K，Emeis C，et al. Vaginal birth after cesarean：new insights[J]. Evid Rep Technol Assess (Full Rep)，2010，(191)：1-397.

[26] Gimovsky ML，Bayer-Zwirello LA，Plevyak M. Fetal heart rate monitoring casebook. Amnioinfusion with uterine dehiscence and fetal distress[J]. J Perinatol，1997，17(1)：83-86.

[27] Dy J，DeMeester S，Lipworth H，et al. No. 382-Trial of labour after caesarean. J Obstet Gynaecol Can，2019，41(7)：992-1011.

[28] ACOG Practice Bulletin No. 205：Vaginal Birth After Cesarean Delivery[J]. Obstet Gynecol，2019，133(2)：e110-e127.

[29] 中华医学会妇产科学分会产科学组. 剖宫产术后再次妊娠阴道分娩管理的专家共识（2016）[J]. 中华妇产科杂志，2016，51(8)：561-564.

[30] Lydon-Rochelle M，Holt VL，Easterling TR，et al. Risk of uterine rupture during labor among women with a prior cesarean delivery[J].

N Engl J Med，2001，345(1):3-8.

[31] Graseck AS，Odibo AO，Tuuli M，et al. Normal first stage of labor in women undergoing trial of labor after cesarean delivery[J]. Obstet Gynecol，2012，119(4):732-736.

[32] Landon MB，Hauth JC，Leveno KJ，et al. Maternal and perinatal outcomes associated with a trial of labor after prior cesarean delivery [J]. N Engl J Med，2004，351(25):2581-2589.

[33] Zelop CM，Shipp TD，Repke JT，et al. Uterine rupture during induced or augmented labor in gravid women with one prior cesarean delivery [J]. Am J Obstet Gynecol，1999，181(4):882-886.

[34] Dekker GA，Chan A，Luke CG，et al. Risk of uterine rupture in Australian women attempting vaginal birth after one prior caesarean section: a retrospective population-based cohort study[J]. BJOG，2010，117(11):1358-1365.

[35] 中华医学会妇产科学分会产科学组. 前置胎盘的诊断与处理指南 (2020)[J]. 中华妇产科杂志，2020，55(1):3-8.

[36] American College of Obstetricians and Gynecologists，Society for Maternal Fetal Medicine. Obstetric care consensus no. 7: placenta accreta spectrum[J]. Obstet Gynecol，2018，132(6): e259-e275.

[37] 桂顺平，漆洪波. 2019 SOGC 妊娠期肥胖管理指南解读[J]. 实用妇产科杂志，2020，36(3):195-199.

[38] Vahratian A，Zhang J，Troendle JF，et al. Maternal prepregnancy overweight and obesity and the pattern of labor progression in term nulliparous women. Obstet Gynecol，2004，104(5 Pt 1): 943-951.

[39] Nuthalapaty FS，Rouse DJ，Owen J. The association of maternal weight with cesarean risk，labor duration，and cervical dilation rate during labor induction[J]. Obstet Gynecol，2004，103(3):452-456.

[40] American College of Obstetricians and Gynecologists. Practice bulletin no. 139: premature rupture of membranes. Clinical management guidelines for obstetrician-gynecologists. Obstet Gynecol，2013，122 (4):918-930.

[41] Mozurkewich E，Chilimigras J，Koepke E，et al. Indications for induction of labour: a best-evidence review[J]. BJOG，2009，116 (5): 626-636.

［42］ACOG Committee on Practice Bulletins-Obstetrics. ACOG practice bulletin no. 107：induction of labor［J］. Obstet Gynecol，2009，114(2 Pt 1)：386-397.

［43］Bricker L，Peden H，Tomlinson AJ，et al. Titrated low-dose vaginal and/or misoprostol to induce labour for prelabor membrane rupture：a randomized trial［J］. BJOG，2008，115(2)：1503-1511.

［44］Tan PC，Daud SA，Omar SZ. Concurrent dinoproston and oxytocin for labor induction in term premature rupture of membranes：a randomized controlled trial［J］. Obstet Gynecol，2009，113(5)：1059-1065.

［45］邹丽颖,范玲,段涛,等. 0.8mm 控释地诺前列酮栓用于足月胎膜早破促宫颈成熟的多中心研究. 中华妇产科杂志,2010,45：492-496.

［46］ACOG Practice Bulletin No. 217：Prelabor Rupture of Membranes［J］. Obstet Gynecol，2020，135(3)：e80-e97.

［47］中华医学会围产医学分会胎儿医学学组,中华医学会妇产科学分会产科学组.双胎妊娠临床处理指南（2020 年更新）［J］. 中华围产医学杂志,2020,23(8)：505-516.

［48］American College of Obstetricians and Gynecologists. Committee Opinion No. 684：Delayed Umbilical Cord Clamping After Birth［J］. Obstet Gynecol，2017，129(1)：1.

［49］Macrosomia：ACOG Practice Bulletin，No. 216［J］. Obstet Gynecol，2020，135(1)：e18-e35.

［50］Society for Maternal-Fetal Medicine Consult Series ♯52：diagnosis and management of fetal growth restriction［J］. Am J Obstet Gynecol，2020，223(4)：B2-B17.

［51］Gilbert WM，Nesbitt TS，Danielsen B. Childbearing beyond age 40：pregnancy outcome in 24032 cases［J］. Obstet Gynecol，1999，93(1)：9-14.

［52］Walker KF，Bugg GJ，Macpherson M，et al. Randomized trial of labor induction in women 35 years of age or older［J］. N Engl J Med，2016，374(9)：813-822.

# 第8章 催产和引产的安全质量管理

保障母儿安全是催产和引产(简称催引产)的第一要务,每家医疗机构都应该对催引产进行安全管理和持续质量控制,通过建立标准化促宫颈成熟和缩宫素引产、增缩流程,采取安全核查等方法提高引产安全性;通过监控催引产质控指标,采用病例评审-反馈、戴明环等质量管理工具,持续改进,提高产科质量。

## ☆ 8.1 催产和引产的风险

当继续妊娠给母儿带来的风险可能高于终止妊娠时,往往会采取引产来诱导产程发动。其目的是通过产科干预获得阴道分娩,但这也存在较高的临床风险。催引产的风险主要在于以下三个方面:①接受催引产的孕妇都是因母体和(或)胎儿因素而需要终止妊娠者,本身系高危妊娠;②任何一种催引产药物或机械性手段都有潜在的风险;③催引产操作流程复杂、持续时间长,所涉及的医护人员较多,不同医护人员的评估水平、经验、所用方法的合理性及技术性等不同,容易发生临床沟通问题和医疗差错。更为重要的是,这些不同层面的风险通常并不独立存在,这也使得对母体、围产儿以及产科的安全管理变得更加复杂(见表8-1)。

### 8.1.1 母体风险

在母体风险中,除各种妊娠合并症、并发症等母体本身高危因素外,最常见的是子宫过度刺激,其发生率与所使用的催引产方法相关。其他风险还包括子宫破裂,感染,产时产后出血,因先露不固定所致的脐带脱垂或胎位变为横位、臀位,各种药物或器械的不良反应等。此外,还有约 $20\% \sim 30\%$ 的孕产妇因引产失败或产程中的因素而最终剖宫产分娩,进而引起出血、感染风险增加。

表 8-1　催引产中影响母儿安全的风险因素

| 类别 | 主要风险 |
|---|---|
| 母体风险 | 母体高危因素(子痫前期、糖尿病、妊娠期肝内胆汁淤积症、胎膜早破、延期妊娠等);子宫过度刺激(过频、过强、高张、不协调);胎盘早剥;出血(放置球囊时);感染(宫腔感染、发热、使用抗生素、产褥感染);子宫破裂,切口分离;脐带脱垂;胎位异常;剖宫产率增加;产道损伤;药物不良反应(过敏、低钠、高热、恶心、呕吐);器械不良反应(球囊破裂、移位、宫颈损伤、出血);引产失败(更换引产方式,中转剖宫产或阴道助产) |
| 胎儿风险 | 胎儿的高危因素(胎儿生长受限、出生缺陷等);胎心率或胎心监护图形异常;胎儿窘迫需要紧急剖宫产;羊水污染;死胎 |
| 新生儿风险 | 酸中毒;低 APGAR 评分;新生儿窒息;新生儿感染、菌血症;胎粪吸入综合征;重症监护救治;新生儿死亡 |
| 人为错误 | 沟通不畅;药物使用错误(配置、滴速调节);流程执行不到位 |
| 其他风险 | 满意度(孕妇,家属)低;不适感;不能及时有效处理疼痛 |

## 8.1.2　胎儿风险

在胎儿风险中,除胎儿生长受限、出生缺陷等胎儿本身的高危因素外,还有因宫缩过频、不协调或胎儿不耐受正常宫缩,导致胎心基线异常、变异消失、减速等异常胎心监护图形,被诊断为胎儿窘迫而需要紧急剖宫产或助产,导致各种新生儿风险增加。在催引产过程中,正常胎儿的围产期死亡不常见,发生率约为 0.05%。

## 8.1.3　新生儿风险

新生儿风险包括新生儿窒息、感染、菌血症、酸中毒、胎粪吸入综合征、重症医学救治、缺血缺氧性脑病以及新生儿死亡等。

## 8.1.4　人为错误

人为错误主要包括:不同知识层面的医生、护士之间的语言沟通不畅,信息不能准确传递;医嘱书写不规范导致缩宫素剂量配置不正确;医护人员对流程不熟悉,不能准确执行医嘱;缩宫素滴速调节错误等。

### 8.1.5　其他风险

其他风险主要包括:阴道检查、球囊放置带来的不适感;未能有效管理因宫缩异常导致的疼痛;对引产并发症的认识不足,引产失败,导致孕妇家庭的挫败感以及不良母儿结局等导致不满意,甚至引发医疗诉讼。更有甚者对其他孕妇引产造成负面影响。

因此,临床医生应该充分认识上述风险,针对每一种风险建立有效的诊治措施及预案,训练医护团队及时识别风险并做出恰当处理。

## ☆ 8.2　催产和引产的安全管理

### 8.2.1　安全至上的医疗文化

通过做好安全管理,可以减少或避免医疗工作中人为错误的发生。因此,为提高催引产分娩的安全性,首先要建立医疗安全管理的文化体系。

(1)有足够的人力和资金开展催引产工作,保证医患双方有充分的沟通和交流,并向患方正确传达医疗信息(如避免不标准的简写,使用书面医嘱而不是口头医嘱等)。

(2)团队成员能积极主动地发现医疗错误,并研究医疗错误发生的类型和原因。

(3)因地制宜地建立切合本医疗单位安全实施催引产的方法和流程。

(4)能公正、公平地讨论不遵守工作常规的做法,并针对临床不良事件做好质量持续改进和分析。

(5)鼓励医护人员发现并汇报临床发生的医疗错误、不安全操作或严重并发症,以发现系统性的问题,改进流程。

(6)医护团队与孕妇家庭建立良好的关系,积极沟通,共同促进临床安全。

(7)定期对本医疗单位催引产病例进行质量管理分析,记录结果,并通过PDCA 分析,持续改进质量管理。

### 8.2.2　健康教育

健康教育及指导是孕前和孕期保健内容,也是增进医患沟通、建立以患者为中心的服务方式的方法。研究证实,如果在产前课堂教育中缺乏催引产知识内容,会导致孕妇认识不足,无法主动加入引产的决策过程,而这也是导致患者满意度差的主要原因。在孕 37～41 周开展分娩前的健康教育及指导,很可能可以有助于提高知情同意的效果。

健康教育内容至少包括以下几个方面:①胎儿发育和成熟过程;②孕周确定的相关基础知识;③分娩知识;④早期足月产的风险;⑤过度医疗干预的风险以及适当医疗干预的必要性。

另外,设立强化教育课程,与孕周≥41 周及引产高风险人群做好产前沟通、讨论,让孕妇主动参与到引产决策和干预过程中来。

但是,关于产前课堂教育对孕妇满意度提高的真实价值,目前尚缺乏前瞻性研究证据。

### 8.2.3　知情同意

知情同意是催引产操作执行前的必备步骤,目的是减少医患矛盾,提高孕妇家庭对催引产和分娩过程的满意度和信任感,降低产后抑郁的发病风险。由于没有一种催引产方法完全优于另一种方法,因此,必须在充分知情同意下,由医患双方共同决定是否引产以及采取怎样的诊治措施。

催引产前的知情同意过程应符合以下要求。

(1)告知内容全面,至少包括:①催引产指征;②过程;③利弊;④引产药物的选择和不同并发症,以及处理预案;⑤再次催引产的可能;⑥引产失败中转剖宫产;⑦替代方法。

(2)使用清晰、易懂的语言进行讲解和沟通。

(3)医患双方共同签署《催引产知情同意书》和《阴道试产知情同意书》,并存档。

### 8.2.4　催引产工作常规和流程

依据临床指南,为患者提供标准的、同质化的催引产干预,能提高医护人员之间的沟通和合作效率,减少临床错误导致的母儿损伤,但并非每家医疗机构都具备指南所推荐的内部或外部条件,如:有的医院缺乏地诺前列酮栓,或因仪器设备有限而不能提供持续胎心监护;对于有的细节内容(如宫缩抑制剂的用法和持续时间等),指南可能不会详细说明,如果医护人员又不熟悉这些处方和用法,就会存在隐患。因此,要结合指南和循证医学证据,制定适合本医疗单位医护人员的工作常规和流程,以保障医院内部的催引产流程相同。此外,为推进某项工作(如更新缩宫素的配置方法或开展瘢痕子宫催引产工作),可以建立一些特殊的工作常规和流程,作为产房安全工作内容的一部分。研究发现,统一的流程能减少非医疗指征的选择性引产,改进产科质量。

建立催产和引产工作常规和流程的总体要求如下。

(1)参与者,包括产科医生、助产士、护士等多学科团队成员。

(2)内容包括工作制度、引产指征、科室常用的催引产方法、统一的处方(缩宫素的配置方法、剂量和滴速;米索前列醇的标准用法)及常见并发症(如子宫过度刺激、胎儿窘迫和胎盘早剥等)的处理方法(参见本书相关章节)。内容的细致程度由医护人员共同讨论决定,其目的是保障各项措施能正确执行。

(3)工作常规和流程必须有纸质形式的文件。

(4)工作场所可随时获取到工作常规和流程,可将其放在办公室或放在电子病历系统中,供随时查阅。

(5)对参与催引产工作的医护人员进行培训,熟悉内容,并认真执行;一旦工作常规和流程的内容发生变更,要及时进行再次培训;新入的医护人员必须经过培训并考核合格后才能上岗。

(6)每一位医护人员都要依照工作常规和流程进行催引产;如果未能遵守,应该在病程中清楚记录,并在任何时候都能合理解释原因。

工作常规和流程的建立和实施需要花费大量的时间、人力和物力。尽管开展这些工作的目标不是为了节省费用,但在临床结局改善后,医疗错误减少,相关的医疗损伤和诉讼率降低,最终还是可以达到节省费用的效果。

## 8.2.5　安全核查表

安全核查表是帮助完成某一特殊工作中所有具体任务的条目清单,是降低医疗行为中的不规范操作、减少医疗失误、增加患者安全的理想工具,因此被推荐用于催引产管理中的一些特殊流程。

### 8.2.5.1　制定和使用

(1)项目设置要求:需要建立核查表的诊治流程应该包括多个步骤,不完整执行或错误执行这些步骤极易造成严重的不良后果。

(2)制定:项目及其内部条目的选择由多学科团队成员(如助产士、医生和护士等)共同确定。可以将其中一些关键条目设定为必备条件;不具备这些必备条件者,必须停止后续操作。

（3）填写：填写应简单，不应成为医护人员的负担。

（4）提醒：核查表的提醒作用是为了解决对各步骤的遗忘和错误执行问题，不是用于临时学习。核查表使用者应已熟知核查内容。

（5）保存：不一定要作为病历资料存档。

（6）培训：参与这项工作的所有人员都应接受过核查内容和执行方面的培训。

（7）措施：采取方便临床使用的措施，如可制作成海报张贴在办公室、检查室或护理车旁，也可植入引产电子文件中。

（8）核定和反馈：领导者应对核查表的条目进行核定，确保核查表已涵盖关键条目并具有可操作性，使医护人员接受并愿意使用；定期评价核查表对医护沟通、患者安全和治疗结局的改进情况，并及时反馈和改进。

### 8.2.5.2　应用举例

（1）引产前的安全核查表：核查内容包括核实孕龄和引产指征，明确胎位、头盆相称与否，监测胎心，签署知情同意书以及特殊的关注点等（见表 8-2）。其中，将孕龄、引产指征、知情同意书签署等条目设置为必备项目。

核查表的使用要求：①由临床医生在催引产前逐条核查并完成填写；②如表中有条目未能达到，则必须立即停止后续操作；③如经过处理后，仍未达到要求，则必须经上级医生甚至科室领导同意后才可以继续进行催引产。

表 8-2　引产前的安全核查表

| 引产前逐条核查填写<br>日期：　　　　　；时间： | |
| --- | --- |
| 孕次<br>孕周<br>经过核实，孕龄≥39 周<br>单胎头先露<br>胎盘位置正常<br>估计胎儿体重<br>产妇知情同意书签署<br>有产前血色素、凝血功能报告<br>其他并发症<br>其他关注点：药物过敏 | 产次<br>引产指征<br>如果为孕 39 周前的引产，有医学指征<br>产道正常<br>胎心监护 NST 有反应<br>已了解孕妇病史及检查结果<br>宫颈 Bishop 评分 |

（2）缩宫素使用的核查表：缩宫素是最常用的引产和催产制剂，但产时的很多母儿不良事件与缩宫素的使用相关。关于缩宫素催引产的用药方案从未统一，也没有证据能证明其中一种方案优于另一种方案。在证据基础上制定一种统一的缩宫素配置方法，在一所医院内或同一个区域内的每家接产医

院使用相同的缩宫素起始浓度、增加滴速、时间间隔等,有利于保障临床安全和质量改进。由于个体之间存在个体化差异,所以子宫和胎儿对缩宫素的反应性也存在差异,对这种反应性的把握甚至比对给药速度和总量标准的把握更为重要,因此,在催引产过程中离不开胎心监护。研究发现,在缩宫素使用前(见表8-3)或使用过程中定期核查(见表 8-4)母儿情况,可以减少缩宫素的使用量,降低剖宫产率,改善围产儿的结局。

**表 8-3　缩宫素使用前的核查表**

不填完该核查表,禁止使用缩宫素引产和(或)催产
日期：　　　　　　　；时间：

1. 有医嘱。
2. 病史、体征已记录完善。
3. 产前检查记录完善。
4. 引产指征已在病历上记录。
5. 骨盆检查正常,并已在病历上记录。
6. 胎儿大小已估计:非糖尿病者,估计体重<4250g;糖尿病者,估计体重<4000g。
7. 孕龄已核查并记录。
8.《催-引产知情同意书》和《阴道试产知情同意书》已签字、存档。
9. 具有急诊剖宫产能力的医生在位。
10. 宫颈成熟度已评估、记录。
11. 胎心监护能达到下列标准:
   * 胎心监护≥30 分钟。
   * 30 分钟内至少有 2 个加速(15 次/分钟×15 秒)。
   * 最后 30 分钟没有晚期减速。
   * 最后 30 分钟少于 2 个变异减速(持续>60 秒和胎心基线下降>60 次/分钟)。

不符合上述条件,经评估仍需使用缩宫素者,医生必须记录病程,说明理由;护理组要继续执行医嘱,提供高质量的安全护理工作

**表 8-4　缩宫素使用过程中的核查表**

推荐用于足月单胎头位孕产妇的核查
每 30 分钟评价一次,并填写;若达不到下列标准,应停用缩宫素
日期：　　　　　　　；时间：

胎心监护达到下列要求:
   * 30 分钟内至少有一个加速,或前 30 分钟内有胎心基线的变异并达到 10 次/分钟。
   * 最多有一个晚期减速。
   * 前 30 分钟内,最多有 2 个变异减速达到持续时间> 60 秒,基线下降幅度>60 次/分钟。
宫缩达到下列要求:
   * 任何一个 20 分钟内,宫缩频率<5 个/10 分钟。
   * 没有连续的两阵宫缩持续时间>120 秒

### 8.2.6　其他安全管理问题

（1）人员：负责催引产的医护人员应有助产资质，接受过相关知识技能的培训和继续教育。在药物促宫颈成熟过程中，推荐有专人负责，护士或助产士与产妇的比例为 1：2；在使用缩宫素时，该比例为 1：1。当人员配置不足时，应推迟引产或暂缓催产工作。

（2）时间：大多数计划性引产会选择在医护人员充足的白天工作时间，并根据药物或机械性促熟方式的特征进行调整。例如，在地诺前列酮栓促宫颈成熟时，宫缩通常在置药后 5～7 小时出现，宫缩过频大多数发生在置药后 9.5 小时内，因此，清晨置药较为合理；而 Foley 尿管球囊放置 12 小时促宫颈成熟的效果最好，且该方法引起的宫缩过频风险低，故选择在晚间睡前放置较为恰当。另外，应避免节假日择期引产，除非已安排足够的医护人员。

（3）地点：经典的催引产服务模式是在医院各病房进行促宫颈成熟，也有分娩量大的医院会设立专门的"引产病房"进行集中管理。高危孕妇及经产妇通常会在住院期间接受促宫颈成熟治疗；对于低危孕妇，也有医院会在门诊进行促宫颈成熟处理，但关于其安全性问题尚有较大的争议。

（4）特殊孕妇：目前很多流程是针对初产妇、单胎、头位者设计的；对经产妇、前次剖宫产的瘢痕子宫妊娠、双胎妊娠等特殊人群的引产流程，还需要额外关注。

（5）镇痛：与自然临产者相比，引产孕妇可能因为宫颈成熟度低，潜伏期进展缓慢，所以镇痛需求高。医护人员从促宫颈成熟开始就应该重视孕产妇疼痛管理，为有需求者及时提供镇痛，提高满意度。可以提供的镇痛方法包括心理疏导、按摩、电刺激和芳香疗法等非药物性镇痛方法，以及阿片类全身性镇痛药、椎管内区域性镇痛等药物性镇痛方法。研究表明，早期使用椎管内镇痛麻醉能缩短潜伏期时长而不影响母儿其他结局。对妊娠期高血压疾病等高危孕妇进行引产时，早期镇痛和密切监护生命体征更有利于保障临床安全。

（6）分娩支持：分娩镇痛能有效缓解疼痛但并不能解除孕产妇的焦虑情绪，而以家庭为中心的分娩服务（包括导乐分娩、陪伴分娩等）被证实可以缩短产程，减少分娩镇痛的需求，降低助产率。

## ☆ 8.3　催产和引产的质量管理

### 8.3.1　质量指标

医疗质量指标包括结构性或功能性、过程性、结局性、可获得性和满意度指标。催引产的质量控制是产科质控管理的重要组成部分。国内外指南也推荐对催引产进行质量控制,但尚缺乏统一的催引产质量指标。已有的部分专家意见或用于报告临床研究结局的指标,对指导临床建立标准的质量控制指标具有重要的参考意义。

参照本章 8.2 中的安全要求,可以制定引产的各项质量指标(见表 8-5～表 8-8)。

表 8-5　催产和引产的结构性指标

| 指　标 | 结　果 | |
| --- | --- | --- |
| 催产和引产均有医学指征 | 是 | 否 |
| 有使用缩宫素的标准流程 | 是 | 否 |
| 有使用缩宫素的标准处方、配置方法 | 是 | 否 |
| 有明确的宫缩过频的定义 | 是 | 否 |
| 有明确的宫缩过频的治疗方法,不开具额外处方也能即刻应用 | 是 | 否 |
| 有使用米索前列醇的标准流程 | 是 | 否 |
| 有使用米索前列醇的标准处方 | 是 | 否 |
| 有使用 Foley 尿管球囊的标准流程 | 是 | 否 |

表 8-6　引产的过程性指标

| 指　标 | 结　果 | | |
| --- | --- | --- | --- |
| 引产均有医学指征 | 是 | 否 | |
| 引产前已行宫颈促熟准备(初产妇 Bishop 评分≥6 分) | 是 | 否 | |
| 缩宫素的使用均按流程执行 | 是 | 否 | |
| 胎儿状况良好 | 是 | 否 | |
| 及时恰当处理宫缩过频(不能等胎心出现间断性或明显异常才开始治疗) | 是 | 否 | 未发生 |
| 遵照工作常规和(或)流程催引产 | 是 | 否 | |

表 8-7  引产的结局和满意度指标(母体)

| 母体近期结局 | 结 | 果 | 备 注 |
|---|---|---|---|
| 子宫过度刺激 | 是 | 否 | |
| 使用不止一种引产方法 | 是 | 否 | |
| 缩宫素催产 | 是 | 否 | |
| 引产-分娩时长(分钟) | | | |
| 分娩方式(阴道分娩,助产,剖宫产) | 是 | 否 | |
| 出血(阴道分娩,出血量＞500mL;或剖宫产,出血量＞1000mL) | 是 | 否 | |
| 子宫瘢痕裂开或子宫破裂 | 是 | 否 | |
| 脏器损伤(肠管、膀胱、输尿管) | 是 | 否 | |
| 子宫切除(分娩因素所致) | 是 | 否 | |
| 心肺功能衰竭 | 是 | 否 | |
| 感染(宫腔感染、产褥感染、菌血症) | 是 | 否 | |
| 需要重症监护管理 | 是 | 否 | |
| 住院时长(天) | | | |
| 肺栓塞 | 是 | 否 | |
| 脑卒中 | 是 | 否 | |
| 产后抑郁 | 是 | 否 | |
| 孕产妇死亡 | 是 | 否 | |
| 母体远期结局 | | | |
| 需要盆底修复 | 是 | 否 | |
| 满意度 | | | |
| 对催引产过程中发生的问题有心理准备 | 是 | 否 | |
| 引产前已经了解相关知识 | 是 | 否 | |

表 8-8  引产的结局和满意度指标(婴儿)

| 婴儿近期结局 | 结果 | | 备注 |
|---|---|---|---|
| 入住重症监护病房 | 是 | 否 | |
| 产伤 | 是 | 否 | |
| 死亡(产时,新生儿,围产儿) | 是 | 否 | |

| 婴儿近期结局 | 结果 | | 备注 |
|---|---|---|---|
| 缺血缺氧性脑病或需要亚低温治疗 | 是 | 否 | |
| 胎粪吸入性肺炎 | 是 | 否 | |
| 机械通气 | 是 | 否 | |
| 感染 | 是 | 否 | |
| 抽搐 | 是 | 否 | |
| 婴儿远期结局 | | | |
| 残疾生存,包括神经系统发育迟缓 | 是 | 否 | |

### 8.3.2　质量监控方法和病例评审

#### 8.3.2.1　建立保障催引产质量改进工作开展的相关制度

建立保障催引产质量改进工作开展的相关制度,包括质控流程、数据收集保存制度、随访制度、满意度调查制度、质控评审会制度等。

#### 8.3.2.2　建立质控团队

建立质控团队,由科室负责人负责质控过程。

(1)指定数据收集负责人,定期(按照月度或季度等)收集以下数据并保存。①确认结构性指标;②收集整理过程性指标、母儿近远期结局和满意度数据;③确认数据的真实性和可靠性。

(2)指定负责质控统计的医生,在分析数据、对比其他机构数据的基础上,定期向科室成员反馈催引产质量监控情况,并经质控评审会讨论后提出整改意见,形成书面报告存档。

(3)科室负责人负责组织多学科参与的质控评审会。①筛选出催引产过程有待改进的病例(见表 8-7 和表 8-8);②由负责医生整理病历资料,按照事件发生的时间顺序,格式化呈现诊疗过程和救治思路,提供胎心监护图、原始医护文件等;③对照工作标准,对各重要环节设置问题,理清催引产过程中的关键点,发现问题,提出口头的和书面的评审结果;④改进催引产的实践过程;⑤再次评价及反馈。

#### 8.3.2.3　采用质量改进工具

采用质量改进工具,如核查表、品管圈、戴明环(PDCA)等,根据质控中发现的问题,设定预期目标,持续改进。例如,早期针对妊娠未满 39 周的非医学指征引产的质控反馈工作,大大减少了不规范引产。

### 8.3.2.4 继续教育

做好继续教育,内容包括安全管理理念、预产期核查的重要性、妊娠合并症-并发症终止妊娠的最佳时机、宫颈成熟机制及各种催引产方法的利弊等,帮助医护人员严格执行催引产的工作常规和流程。

### 8.3.2.5 开展催引产质控相关研究

和国外相比,国内催引产质控研究还很少。各接产机构在规范催引产工作的基础上,应建立自己的数据库,探索保障母儿安全的催引产方案,同时将质控方法用于临床,为临床安全工作的改进和指南的更新提供依据。

### 8.3.2.6 病例评审中的关键问题举例

(1)引产失败的评审要点:①引产指征是否明确;②引产时机是否合理;③与引产失败有关的母体因素有身材矮小、肥胖、高龄初产妇、产科并发症、内科合并症等;④与引产失败有关的胎儿因素有孕周小、双胎、羊水过少、大于孕龄儿、小于孕龄儿等;⑤促宫颈成熟/引产前的 Bishop 评分;⑥促宫颈成熟/引产方式是否合理;⑦促宫颈成熟后的 Bishop 评分;⑧是否人工破膜;⑨缩宫素引产是否诱导出有效宫缩;⑩缩宫素使用时长。

(2)宫腔感染/新生儿感染评审要点:①引产指征是否明确;②引产时机是否合理;③与感染有关的母体因素有肥胖、妊娠前糖尿病或妊娠期糖尿病、使用免疫抑制剂、B 族链球菌定植、细菌性阴道病、产前出血病史、宫颈环扎病史等;④与引产失败有关的胎儿因素有胎膜早破、羊水粪染、大于孕龄儿、小于孕龄儿等;⑤促宫颈成熟/引产方式是否合理;⑥人工破膜前 Bishop 评分;⑦缩宫素引产是否诱导出有效宫缩,缩宫素使用时长;⑧阴道检查次数;⑨是否使用硬膜外镇痛;⑩是否发生产程进展停滞;⑪是否存在母体感染指标(关注体温、脉搏、白细胞计数及脓性分泌物情况等);⑫胎心监护图形是否提示宫腔感染(胎心基线较引产前升高 15～20 次/分钟、基线变异＜6 次/分钟);⑬脐血动脉血气的 pH 值;⑭胎膜细菌培养和胎盘病理结果。

### 8.3.2.7 质控管理经验举例

以区域性高危孕产妇救治中心为例,在过去 10 年中,对围产期管理进行持续质控改进,剖宫产率维持在 35％以下。其做法主要包括以下几个方面。

(1)培养团队医护人员拥有共同的价值观,提高产科质量,降低剖宫产率。

（2）寻找降低剖宫产率的目标人群。①通过回顾性研究分析发现，南京鼓楼医院剖宫产的主要原因是大量的妊娠合并症、并发症以及逐渐增多的瘢痕子宫；②进一步采用剖宫产率的十分类法（Robson 分类）对不同人群的剖宫产情况进行分析发现，要控制剖宫产率，必须管理好单胎头位足月初产妇和瘢痕子宫的孕产妇，特别要做好催引产管理。

（3）制定控制剖宫产率的科室管理制度。在学习国内外通用指南的基础上，建立一系列规范化的工作常规，包括催引产常规。通过课堂常规学习、催引产胎心监护图识别和处理评审，提高对工作常规的执行力。

（4）开展临床研究。①寻找提高单胎头位足月初产妇引产效率的方法，结果发现，引产效率最高的是采用 Foley 尿管球囊注水 30mL、持续 12 小时的促宫颈成熟方法；②建立瘢痕子宫阴道试产者系统产前评估和产程管理的方案；③设立专门的引产病房，专人专管，保持引产后的阴道分娩率在 80% 左右。

（5）推广质控和持续改进的管理经验，带领区域内的医疗机构共同提高产科质量。

## 参考文献

［1］Gommers JSM，Diederen M，Wilkinson C，et al. Risk of maternal，fetal and neonatal complications associated with the use of the transcervical balloon catheter in induction of labour：a systematic review［J］. Eur J Obstet Gynecol Reprod Biol，2017，218：73-84.

［2］Zhang Y，Gu N，Wang Z，et al. Use of the 10-Group Classification System to analyze how the population control policy change in China has affected cesarean delivery［J］. Int J Gynaecol Obstet，2017，138（2）：158-163.

［3］Ten Eikelder ML，Oude Rengerink K，Jozwiak M，et al. Induction of labour at term with oral misoprostol versus a Foley catheter （PROBAAT-Ⅱ）：a multicentre randomised controlled non-inferiority trial［J］. Lancet，2016，387（10028）：1619-1628.

［4］ACOG Committee Opinion No. 447：patient safety in obstetrics and gynecology［J］. Obstet Gynecol，2009，114（6）：1424-1427.

［5］Dupont C，Blanc-Petitjean P，Cortet M，et al. Dissatisfaction of women with induction of labour according to parity：results of a population-based cohort study[J]. Midwifery,2020，84：1-8.

[6] Lou S，Hvidman L，Uldbjerg N，et al. Women's experiences of postterm induction of labor：a systematic review of qualitative studies[J]. Birth,2019，46(3)：400-410.

[7] Doyle JL，Kenny TH，von Gruenigen VE，et al. Implementing an induction scheduling procedure and consent form to improve quality of care[J]. J Obstet Gynecol Neonatal Nurs,2012，41(4)：462-473.

[8] Levine LD，Downes KL，Hamm RF，et al. Evaluating the impact of a standardized induction protocol to reduce adverse perinatal outcomes：a prospective cohort study[J]. J Matern Fetal Neonatal Med,2019，24：1-8.

[9] Committee Opinion No. 680：The use and development of checklists in obstetrics and gynecology [J]. Obstet Gynecol, 2016， 128 ( 5 )： e237-e240.

[10]Patient Safety Checklist No. 5：scheduling induction of labor[J]. Obstet Gynecol,2011， 118(6)：1473-1474.

[11]胡娅莉,戴毅敏. 常见高危妊娠诊疗规范[M]. 南京:江苏科学技术出版社,2020.

[12]Clark S，Belfort M，Saade G，et al. Implementation of a conservative checklist-based protocol for oxytocin administration：maternal and newborn outcomes[J]. Am J Obstet Gynecol,2007, 197(5)：480. e1-5.

[13]Hayes EJ，Weinstein L. Improving patient safety and uniformity of care by a standardized regimen for the use of oxytocin[J]. Am J Obstet Gynecol, 2008, 198(6)：622. e1-7.

[14]Goetzl L. Methods of cervical ripening and labor induction：pharmacologic [J]. Clin Obstet Gynecol, 2014, 57(2)：377-390.

[15]Gu N，Ru T，Wang Z，et al. Foley Catheter for induction of labor at term：an open-label, randomized controlled trial[J]. PLoS One,2015, 10(8)：e0136856.

[16]Diederen M，Gommers J，Wilkinson C，et al. Safety of the balloon catheter for cervical ripening in outpatient care：complications during the period from insertion to expulsion of a balloon catheter in the process of labour induction：a systematic review[J]. BJOG, 2018, 125

(9):1086-1095.

[17] Moore AR, Shan WL, Hatzakorzian R. Predicting early epidurals: association of maternal, labor, and neonatal characteristics with epidural analgesia initiation at a cervical dilation of 3 cm or less[J]. Local Reg Anesth,2013, 6:25-29.

[18] Poma S, Scudeller L, Gardella B, et al. Outcomes of induced versus spontaneous labor[J]. J Matern Fetal Neonatal Med, 2017, 30(10): 1133-1138.

[19]ACOG Committee Opinion No. 766: Approaches to Limit Intervention During Labor and Birth[J]. Obstet Gynecol,2019, 133(2):e164-e173.

[20] Dos Santos F, Drymiotou S, Antequera Martin A, et al. Development of a core outcome set for trials on induction of labour: an international multistakeholder Delphi study[J]. BJOG, 2018, 125(13):1673-1680.

[21] Fisch JM, English D, Pedaline S, et al. Labor induction process improvement: a patient quality-of-care initiative[J]. Obstet Gynecol, 2009, 113(4):797-803.

[22] Gu N, Dai Y, Lu D, et al. Evaluation of cesarean delivery rates in different levels of hospitals in Jiangsu Province, China, using the 10-Group classification system[J]. J Matern Fetal Neonatal Med, 2021, 15:1-7.

[23] 李洁,许碧云,曹云莉,等.江苏省 2012 年至 2014 年剖宫产分娩率变化和剖宫产指征分布[J].中华围产医学杂志,2015,18(12):910-915.

[24] 魏素花,叶晓东,仇黎丽,等.瘢痕子宫阴道试产成功的影响因素及妊娠结局:前瞻性队列研究[J].中华围产医学杂志,2017,20(9):649-655.

# 第9章 中晚孕期放弃胎儿的引产

米非司酮配伍米索前列醇是中孕期（13～28周）最有效的引产方法，包括对死胎或有子宫瘢痕的孕妇，应首选该方案。对孕周12周以上孕妇进行人工流产前，应做宫颈准备。孕周28周以上的妊娠引产方法参照晚孕期引产相关指南。

## ★ 9.1 概 述

中晚孕期放弃胎儿的引产是保障妇女健康的重要手段之一，当继续妊娠可能加重母体疾病发生不良结局、发生死胎或胎儿出生后存在永久性伤害时，可以考虑用人工方法终止妊娠。研究表明，尽管绝大部分终止妊娠在早孕期完成，安全性较高，但也有近10%的终止妊娠在孕14周以后，其中，孕21周及以后引产的占1.3%。与早孕期流产相比，中晚孕期引产的并发症发生率和死亡率更高。有研究发现，孕8周后，相关死亡率随着孕周增长呈指数级增长，孕周每增加1周，相关死亡风险较前1周增加38%。随着早孕期产前诊断技术的进步，中晚孕期放弃胎儿的引产在减少；随着新药的研发应用和围手术期管理方法的改进，中晚孕期引产的安全性和效率都有大幅提高。然而，仍然有一定比例的中晚孕期引产存在风险。在临床上如何把握好此类病例的引产，尤为迫切和实际。

## ★ 9.2 引产前的准备

### 9.2.1 适应证

参考《中华人民共和国母婴保健法》《计划生育技术服务管理条例实施细则》，经产前诊断，有下列情形之一的，医师应当向夫妻双方说明情况，并提出终止妊娠的意见，不得进行非医学需要的胎儿性别鉴定或者选择性别的人工终止妊娠。

(1)胎儿患有严重遗传性疾病。

(2)胎儿有严重缺陷。

(3)孕妇患有严重疾病,继续妊娠可能危及孕妇生命安全或者严重危害孕妇健康。

(4)死胎,包括晚孕期死胎。

(5)其他特殊需要终止妊娠者,需要遵照政府相关部门的管理要求执行。

注:胎儿严重遗传性疾病、严重缺陷、孕妇严重疾病目录参照行政主管部门的相关规定。

### 9.2.2　禁忌证

(1)全身健康状况不良,不能耐受引产者。

(2)各种疾病的急性期或活动期尚未纠正,尤其是感染性疾病。

(3)胎盘异常,包括胎盘前置状态、疑为胎盘植入,特别是胎盘植入到前次剖宫产瘢痕者。

(4)术前 24 小时内 2 次(间隔 4 小时)体温>37.5℃以上者应暂缓引产。

(5)选择性别者(医学上确有需要者除外)。

### 9.2.3　引产前准备

(1)仔细核对有无引产适应证和禁忌证,严禁无医学指征引产。

(2)完成病史采集及体格检查,核实胎儿孕周,了解子宫手术史,需评估前次手术及分娩创伤情况(子宫肌瘤剔除、子宫下段或古典式剖宫产、产道损伤等)。对因母体因素终止妊娠者,需要完成对母体状况的评估。

(3)完成辅助检查,如血常规、尿常规、凝血功能、肝肾功能、血型(ABO+Rh)、艾滋病毒抗体、梅毒抗体、白带常规、心电图等;对于死胎/胎儿畸形引产者,术前可同时完善相关病因学检查、有针对性的病因学检查采样准备,如胎儿染色体与基因。对有剖宫产史的孕妇,引产前超声评估子宫瘢痕。引产前还要超声评估胎盘位置,了解有无胎盘前置状态,必要时结合磁共振检查评估有无胎盘植入等。

(4)对医护人员和医疗机构有相应的要求。医护人员应已取得国家颁发的有关资质合格证书,熟练掌握各种引产方法及对其并发症的早期诊断和处理,要严密观察引产过程,引产期间需备有急诊输血、输液甚至紧急手术的人员和配置。

(5)完成术前知情同意。①与孕妇及家属充分沟通,告知引产指征、引产方法的选择(时间、费用、成功率)及可能发生的并发症。②对于因胎儿畸形或死胎引产,需说明娩出的胎儿应当行尸检,胎盘应当行病理检查。对于引产前无遗传学分析结果者,应该对胎儿细胞进行遗传学分析,寻找相关致病因素。③取得知情同意,签署相关同意书。④对于某些特殊情况,如 Rh 阴性孕妇引产,需告知致敏风险及胎儿娩出 72 小时内及时注射 RhD 抗体预防下次妊娠母儿溶血的方法。

## ★9.3 引产的方法

### 9.3.1 药物引产

#### 9.3.1.1 药物选择

(1)前列腺素类:米索前列醇和吉美前列素(Gemeprost)均为前列腺素 $E_1$ 的类似物,两者效果相似,是最常用的引产药物。世界卫生组织(World Health Organization,WHO)、美国妇产科医师学会(American College of Obstetricians and Gynecologists,ACOG)和英国皇家妇产科学会(Royal College of Obstetricians Gynaecologists,RCOG)一致推荐米索前列醇或吉美前列素联合米非司酮的方案。但吉美前列素在国内尚未上市。米索前列醇因价廉、能常温保存、给药途径多样,是被美国食品药品监督管理局(Food and Drug Administration,FDA)批准用于药物流产的唯一的前列腺素,且FDA 建议将米索前列醇与米非司酮联合用于药物流产,所以米索前列醇是目前首选的引产药物。研究一致发现,米非司酮和米索前列醇在中孕期引产中安全、有效。多种单独或联合使用米非司酮和米索前列醇的引产方案 24 小时内流产率达到 90%;与单独使用米索前列醇相比,联合用药方案可以使流产时间缩短 40%~50%。在没有米非司酮的情况下,单独使用米索前列醇也是合理的,但各研究中米索前列醇的给药方案、剂量和给药间隔不尽相同,而且确立最佳方案的高质量研究数据较少。至于给药途径,有阴道给药、舌下含服和口腔颊黏膜给药。一项系统评价发现,米索前列醇的最佳给药途径是阴道给药;但对于经产妇,舌下给药和阴道给药的效果似乎相同。中孕期引产,米索前列醇的推荐剂量为 $200\sim800\mu g$(见表 9-1),具体用药剂量根据子宫大小而不是末次月经而定,孕周越大,用药量越小。一项纳入 148 例病例的随机对照试验研究发现,每 3 小时阴道用米索前列醇 $400\mu g$(24 小时内不超过 5 次)比每 6 小时用的效果更好,而副作用并未明显增加。

(2)米非司酮:是一种抗孕激素药物,可竞争性结合孕激素受体和糖皮质激素受体从而阻断其作用,这些作用包括宫颈扩张、蜕膜坏死、增加内源性前列腺素产生以及增加子宫对外源性前列腺素的敏感性等。米非司酮给药后24～48 小时,子宫对前列腺素的敏感性会逐渐增加至之前的 5 倍。米非司酮和前列腺素具有协同作用,使得前列腺素在低剂量时发挥较大的效果,最大限度地减少副作用。一项系统评价对 20 项随机试验和 9 项观察性研究结果进行了分析,分析结果显示,使用米非司酮后 12～24 小时给予米索前列醇的方案虽然使引产发动时间到分娩时间的间隔增加 1～2 小时,但总流产时间(米非司酮到分娩的时间)显著缩短,与其他方案相比甚至可以缩短 18 小时。三项关于孕 14～21 周中孕期引产的随机对照试验研究表明,在前列腺素引产前给予米非司酮 200mg 顿服诱导,可使引产时间显著缩短(2～10 小时),而引产率和不良反应相似。基于多项高质量研究,WHO、ACOG、RCOG 和加拿大妇产科医师协会(Society of Obstetricians and Gynecologists of Canada,SOGC)均强烈推荐中孕期引产在使用米索前列醇前 24～48 小时给予 200mg 米非司酮顿服。

(3)缩宫素:是晚孕期引产最常用的药物。但在孕 20 周之前,子宫的缩宫素受体相对较少,故中孕期缩宫素的效果不及其他单药引产方案。目前两项随机对照试验表明,米非司酮-缩宫素组的引产时间比米非司酮-米索前列醇组长(11.3 小时±7.4 小时 vs.7.0 小时±4.9 小时,$P<0.001$),而发热、恶心、呕吐和腹泻等不良反应的发生并没有减少。因此,不推荐缩宫素用于中孕期引产。

(4)各指南用药方案:见表 9-1。

**表 9-1 国内外主要指南关于中晚孕放弃胎儿引产的米非司酮—米索前列醇用法的推荐**

| | 米非司酮 | 米索前列醇 | | | |
|---|---|---|---|---|---|
| 中华医学会妇产科学分会产科学组 | 未提及 | 孕周<28周（包括死胎，胎儿畸形且有子宫瘢痕的孕妇），阴道给药（200～400）μg/（6～12）h<br>孕周≥28周，每次阴道给药25μg，如6小时后仍无宫缩，可重复使用；每日总量不超过50μg（有剖宫产术史或子宫大手术史的孕妇避免使用） | | | |

FIGO（200mg顿服后36～48小时）：

| | 孕13～24周 | 孕25～26周 | 孕27～23周 | 孕>28周 |
|---|---|---|---|---|
| 终止妊娠 | 400μg q3h[①③] | 200μg q4h[①③] | 200μg q4h[①③] | 100μg q6h[①②] |
| 死胎 | 200μg q4h~q6h[①③] | | — | — |
| 死胎 | | — | 100μg q4h[①] | |
| 难免流产 | 200μg q6h[①③] | | | 25μg q6h阴道给药或25μg q2h口服 |

| | 米非司酮 | 米索前列醇 |
|---|---|---|
| ACOG | 200mg顿服后24～48小时 | 方案1：首次800μg，阴道给药，然后每3小时阴道给药或舌下含服400μg（最多5次）<br>方案2：每3小时颊黏膜给药400μg（最多5次） |
| ACOG | 无 | 方案1：每3小时阴道给药或舌下含服400μg（最多5次）；初产妇推荐阴道给药<br>方案2：首次600～800μg，阴道给药，然后每3小时阴道给药或舌下含服400μg |
| RCOG | 200mg顿服后36～48小时 | 对于孕13～22周引产：首次阴道给药800μg，然后每3小时口服400μg（最多4次）；<br>如果口服药4次仍未分娩，则再次阴道给药200μg单次口服后备第2天准备手术治疗 |

① 米索前列醇给药途径可选择经阴道给药、舌下含服、口腔频膜给药。

② 若在胎儿组织排出30min仍未见胎盘组织排出，可加量。

③ 许多研究中提到用药次数<5，大多数孕妇在此前经已经完全排出胎儿及其附属组织；少数研究发现用药次数≥5能获得更高的成功率而并没有出现安全问题。

　　(5)依沙吖啶羊膜腔内注射:是国内常用的中孕引产方法,也被推荐用于瘢痕子宫的中孕期引产。由于该操作过程具有侵袭性,从羊膜腔注射到完全引产时间长,引产效率也并不优于米非司酮配伍米索前列醇方案,安全使用的临床证据不足,因此,欧美国家没有推荐。

　　禁忌证:①急慢性肝、肾疾病,及肝肾功能不全;②各种急性感染性疾病;③全身状态不佳,如未纠正的严重贫血、心功能衰竭或凝血功能障碍;④术前有两次体温>37.5℃。另外,子宫壁有手术瘢痕、宫颈有陈旧性裂伤、子宫发育不良者慎用。

　　操作流程:①常规皮肤消毒铺巾后,超声定位下选择穿刺点(尽量避开胎盘附着处);②穿刺进入羊膜腔后,回抽羊水,确认羊水性状;③依沙吖啶羊膜腔内注射的安全剂量为 50~100mg,引产成功率在 95% 以上。目前,国内采用依沙吖啶用药剂量随孕周递减的方法,即:在孕 16~18 周,依沙吖啶用量为 100mg;孕 19~23 周,为 70mg;孕 24~27 周,减至 50mg。陈蔚琳等研究发现,在依沙吖啶 50~100mg 安全剂量范围内,药物剂量越大,引产时间越短。依沙吖啶羊膜腔内注射引产的平均流产时间为 24~48 小时;如 48 小时内不能完成流产,可考虑静滴缩宫素或米索前列醇药物引产。

　　(6)其他药物方法:包括羊膜腔内注射高张盐水或高渗性的尿素,羊膜腔外注射依沙吖啶,羊膜腔内或腔外或非胃肠道使用前列腺素类似物,缩宫素肌肉注射等。上述药物引产方法安全性均未获得证实,且从开始引产至完全流产的时间较米非司酮配伍米索前列醇方案长,操作还具有侵袭性。因此,国内外指南未推荐使用。

### 9.3.1.2　宫颈准备

　　在所有引产前都应考虑进行宫颈准备,特别是可能存在宫颈损伤或子宫穿孔的高危人群以及引产手术的医生经验不足者。其中,高危人群包括年龄在 18 岁以下,孕 12 周以上,特别是多胎妊娠、宫颈异常或既往有宫颈手术史者。但目前并没有高质量证据证明中孕期引产前常规进行宫颈准备的益处。

　　常用的宫颈准备方法包括以下几种。①术前 3~4 小时,阴道或舌下给予米索前列醇 400μg(孕周>14 周时,推荐阴道给药)。②术前 24~48 小时,米非司酮 200mg 顿服;或术前 6~24 小时,宫颈内放置海藻棒或其他宫颈扩张棒(孕周>20 周时,优先考虑)。③各种球囊,如 Foley 尿管球囊、专用球囊或自制球囊(使用方法参见第 5 章)。目前,尚缺乏对孕 20 周后引产前宫颈准备的高质量研究。一项随机对照试验结果显示,相比于单纯使用米索前列醇,阴道用米索前列醇联合海藻棒的引产时间更长(11.4 小时 vs. 14.4 小时,

$P=0.04$），且联合海藻棒组所需要的吗啡剂量也更高（26mg vs. 41mg，$P=0.02$）。另一项随机对照试验研究了孕 12～22 周引产孕妇首次阴道用米索前列醇时是否加用海藻棒的问题。研究结果表明，米索前列醇加用海藻棒与不加用海藻棒两组的流产率和引产时间相似。从已有报道可见，米索前列醇同时加用海藻棒并不具备优势。孕周在 28 周以上的引产宫颈准备参照《妊娠晚期促子宫颈成熟与引产指南》以及本书相关章节。

### 9.3.2　钳刮术

对于孕 10～14 周终止妊娠通常使用钳刮术，因为此时胎儿骨骼已经形成，羊水量少，既不能行负压吸引术，也难以行羊膜腔穿刺。但钳刮术手术操作风险大，需要很强的操作技能。近年来，米非司酮配伍米索前列醇的临床应用逐渐替代了钳刮术。当中孕期引产过程中宫口已开，因阴道大量出血需要在短时间内终止妊娠，使子宫收缩、血窦关闭，避免产后出血等并发症，或因母体因素需要尽快娩出胎儿胎盘时，可选择使用急诊钳刮术。

### 9.3.3　剖宫取胎术

剖宫取胎术能在短时间内取出胎儿，适用于因各种母胎因素不能耐受阴道分娩或其他引产方法的情况，如胎儿严重畸形、联体双胎，或者胎盘呈完全性前置状态、疑为胎盘植入，特别是疑为植入到前次子宫下段剖宫产瘢痕处时，预计引产过程中出现子宫破裂、大出血、胎体难于通过产道等而必须尽快终止妊娠。但剖宫取胎术创伤大、恢复慢、并发症多，因此要求严格掌握适应证。近年来，中期妊娠引产的方法逐渐增多，并且效果好、安全、易行，不建议轻易采用剖宫取胎术。剖宫取胎术的手术方式选择根据患者病因、孕周、解剖特点综合考虑，尽量坚持个体化原则。其手术方式主要有两种。①子宫下段剖宫取胎术：子宫切口尽量采用下段横切口，适用于孕晚期或临产孕妇，术中严密止血，双层缝合子宫下段切口，对合整齐，保持切口缝合平滑。②子宫体部剖宫取胎术：同古典式剖宫产术，一般选用子宫宫体纵切口，优点是方法简单、易于掌握，缺点是切口出血较多、不易缝合、术后愈合较差，国内学者推荐孕 20 周以下者或术中为避开胎盘附着位置可选择该术式。其余操作流程同剖宫产。

### 9.3.4　特殊情况下的引产

#### 9.3.4.1　剖宫产术后瘢痕子宫

剖宫产术后瘢痕子宫孕妇引产属于高危病例,其最常见的并发症是子宫破裂和产后出血。因此,在引产管理中必须做到:①住院引产;②引产医院必须具备抢救大出血和紧急手术的条件和经验;③引产前必须确认胎盘位置,排除胎盘植入性疾病。目前,瘢痕子宫引产经验有限,尚缺乏高质量的研究证据指导临床工作。终止妊娠的方法不外乎引产和剖宫取胎术。剖宫取胎术不是剖宫产术后瘢痕子宫引产的首选方法。常用引产方式则包括米非司酮配伍米索前列醇引产、球囊引产和依沙吖啶羊膜腔内注射引产等。不同引产方法有各自的优缺点,应根据患者的具体情况选择适合的引产方案,并应充分告知风险,做好发生并发症时的救治预案。

#### 9.3.4.2　胎盘前置状态

中晚孕期的胎盘前置状态伴或不伴胎盘植入者属于极高危妊娠,需要终止妊娠者必须:①在有救治条件和经验的医院住院;②在多学科团队的严密监护下处理;③术前必须确认胎盘位置,正确诊断胎盘植入性疾病。

胎盘前置状态通常为引产禁忌,特别是中晚期妊娠伴完全性前置胎盘者。其首选的终止妊娠方式是择期剖宫产;但对于胎盘低置状态尤其胎盘下缘距宫颈口 1～2cm 者,可以考虑经阴道分娩。未足月剖宫产,尤其中孕剖宫取胎又放弃胎儿者,因子宫切口位置较高、损伤大,可能给再次妊娠造成不良影响。当前可以尝试用于高危孕妇的引产方法有多种,以期在保证孕妇生命安全的前提下,尽可能减少对其生育能力的影响。这些方法包括:预防性子宫动脉栓塞术配合依沙吖啶羊膜腔内注射引产,依沙吖啶羊膜腔内注射引产联合米非司酮,局部注射氨甲蝶呤引产等。这些引产方法的阴道分娩率总体有 80%～94%,但不同方法中有 18.2%～37% 在试产中因大量出血而需要紧急处理,包括中转紧急剖宫取胎或子宫动脉栓塞,使用子宫动脉栓塞术者还有约 13%～40% 出现发热、远期宫腔粘连等并发症。值得注意的是,这些数据都来自于小样本的回顾性研究,其安全性和有效性均有待前瞻性研究证据。因此,引产方法需要个体化选择,谨慎使用。

根据现有的少量临床回顾性研究证据,有以下处理意见供参考。

(1)对于胎盘前置状态伴植入性疾病者,可以择期剖宫取胎,同时做好围手术期出血管理。

（2）不伴胎盘植入疾病者：①在中孕期、产前出血较多、宫颈条件成熟、宫口扩张的情况下，可选择胎盘钳夹等手段尽快终止妊娠；②对中晚孕死胎者，可以尝试米非司酮配伍米索前列醇引产术。

（3）对于年轻、孕周小、胎盘低置状态，尤其胎盘下缘距宫颈口 1～2cm 反复阴道出血者，引产的成功率更高，出血和严重并发症的发生率更低。

（4）引产前，有手术经验的医生要在岗，并做好紧急钳刮、剖宫取胎、子宫动脉栓塞甚至子宫切除等手术准备。

（5）对于胎盘前置孕妇的引产，禁忌使用机械性促宫颈成熟-引产方法（如 Foley 尿管球囊或双球囊等）。

## 9.3.5 并发症

### 9.3.5.1 出血

对引产后出血的定义各不相同，虽然很多研究者曾将出血定义为估计出血量≥200mL，但美国计划生育学会（Society of Family Planning，SFP）将其定义为出血量≥500mL 或存在其他指标（如需要输血）。引产后出血的定义不同，发生率也不同。SFP 报道显示，早孕期流产的出血率为 0～0.3%，中孕引产的出血率为 0.09%～1%。在引产相关出血者中，需要输血治疗者尚不到 1%。随着孕周的增加和引产时间的延长，出血风险也相应增加。与足月分娩一样，宫缩乏力也是最常见的出血原因，虽然对引产后宫缩乏力的治疗方法往往与产后宫缩乏力相似，但中孕期子宫的缩宫素受体较少，高剂量缩宫素的疗效差，可能需要行宫腔填塞、子宫压迫缝合和盆腔血管栓塞术；对于其他治疗无效的难治性产后出血，甚至可能需要切除子宫。

### 9.3.5.2 感染

由于感染的定义和引产后子宫内膜炎的诊断标准不同，所以中孕期引产后的感染率各不相同，甚至可高达 4%。用于引产的药物常导致发热，特别是米索前列醇，并且这种发热有时难以与感染相鉴别。据 SFP 报道，中孕期药物引产后的感染发生率为 1%～3%。虽然药物流产预防性使用治疗剂量抗生素可能降低严重感染的风险，但通常不建议中晚孕期药物引产时预防性使用抗生素。ACOG、SOCG 和 SFP 均推荐在人工流产前常规使用抗生素预防感染，推荐多西环素（二代四环素类）。我国计划生育委员会的共识推荐人工流产前预防抗生素选择二代头孢菌素、甲硝唑，或多西环素、米诺环素、阿奇霉素。各学会关于人工流产手术预防性应用抗生素的推荐见表 9-2。

表 9-2　国内外主要指南和共识中关于人工流产手术预防性应用抗生素的推荐

| 学会 | 给药方法和时机 | 抗菌药物种类 |
|---|---|---|
| 中华医学会计划生育学分会(共识) | 术前 1～2 小时单剂量口服(首选) | 多西环素 200mg,或米诺环素 200mg,或阿奇霉素 500mg,或甲硝唑 1g(强推荐) |
| | 术前 0.5～2 小时单剂量静脉滴注(酌情) | 二代头孢菌素＋甲硝唑,如对头孢过敏,可用喹诺酮类抗生素,例如左氧氟沙星 500mg＋甲硝唑 1g,或莫西沙星 400mg |
| ACOG | 术前 1 小时单剂量口服 | 术前多西环素 100mg ＋ 术后追加口服 200mg |
| SFP | 术前单剂量饭后口服 | 方案 1:术前多西环素 200～500mg;方案 2:术前多西环素 100mg＋术后追加口服 200mg |
| SOCG | 术前单剂量口服 | 多西环素、甲硝唑和 β-内酰胺类抗生素(强推荐) |

#### 9.3.5.3　子宫破裂

通常认为,非足月引产发生子宫破裂的可能性很小,但一项关于孕 16～28 周米索前列醇药物引产的系统评价发现,瘢痕子宫和非瘢痕子宫的患者均有可能发生子宫破裂,既往有 1 次子宫下段剖宫产史者发生子宫破裂的风险为 0.28％,无剖宫产史的发生子宫破裂的风险为 0.04％。SFP、ACOG 和 SOCG 均支持有剖宫产史的患者中孕期引产使用米索前列醇;而对于既往子宫肌瘤切除或畸形子宫矫形术后形成子宫瘢痕的患者,尚无研究评估药物引产的安全性。孕周≥28 周的瘢痕子宫引产则应遵循剖宫产后阴道试产的指南标准,避免使用米索前列醇引产。有研究表明,Foley 尿管促宫颈成熟引发子宫破裂的风险类似于自然分娩,因此认为其可作为瘢痕子宫引产的一种相对安全的方法。

#### 9.3.5.4　宫颈裂伤

无论是手术还是药物引产,宫颈裂伤在中孕期引产中的发生率可达 3％。可以通过引产前宫颈准备和适当的机械扩张来减少宫颈裂伤。

### ☆★ 9.4　引产的管理

#### 9.4.1　引产观察和注意事项

(1)指导患者和家属放松心情,减轻恐惧、焦虑、不安等情绪。

（2）密切观察生命体征。米索前列醇引产期间，最常见发热，一般体温＜38℃，多发生在24~48小时。一次性高热可不需处理，胎儿娩出后体温可很快下降；若体温反复高于38℃，可选用物理降温或解热镇痛药；如果发热持续时间超过24小时，则应通过体征与实验室检查结果评估是否存在感染。

（3）胃肠道反应（如恶心、呕吐、腹泻等）多为一过性，应告知患者及其家属，必要时对症处理。

（4）密切观察宫缩及阴道流血情况，及时检查宫口评估产程进展。

（5）在出现严重或持续腹痛、伴腹腔内出血体征时，应该排除子宫破裂。若疑为子宫破裂，应立即剖腹探查。

（6）注意引产过程中阴道流液，识别有无骤然发生呼吸困难、发绀等羊水栓塞症状。

## 9.4.2 产时的处理

（1）充分镇痛，尽量减轻母亲的身心创伤。

（2）分娩前开放静脉通路，防治产时出血。

（3）分娩后检查胎盘、胎膜的完整性。若分娩后胎盘滞留，应立即行钳刮术，注意操作的技巧性，防止子宫穿孔的发生。胎盘娩出后应仔细检查，如有胎盘残留不全，应及时清宫，必要时在超声监护下进行。

（4）流产后常规检查子宫颈、阴道有无裂伤，如发现软产道裂伤，应及时缝合。

（5）检查引产儿及其附属物，称量并记录出生体重、身长、外观，大体检查应全面细致，详细描述引产儿的所有畸形特征，必要时拍照存留；检查并记录胎盘形态、是否完整、重量，及脐带、胎膜情况。

（6）注意抗生素预防感染指征。①人工剥离胎盘或胎盘钳刮术；②发绀型心脏病、机械瓣换瓣术后等严重未纠正的心脏病缺陷者；③宫腔填塞止血囊或纱条者。

（7）应尊重孕妇家庭的情感、文化或宗教背景，提供人文关怀。

## 9.4.3 产后观察和注意事项

（1）观察体温、子宫复旧、阴道流血量，及时处理乳房胀痛及回奶问题。

（2）评估产后下肢深静脉栓塞的风险。

（3）出院后就诊不方便者，出院前超声检查，确定宫腔排空。

（4）开具出院医嘱。①如有出血、发热、腹痛或其他不适，门急诊随访；②产后 4～6 周，复诊随访；③避孕半年，并针对今后家庭的生育计划，推荐合适的避孕方式；④计划再次妊娠前要就诊，做好孕前咨询和评估。

## 参考文献

［1］ Kortsmit K，Jatlaoui TC，Mandel MG，et al. Abortion Surveillance-United States，2018［J］. MMWR Surveill Summ，2020，69（7）：1-29.

［2］ Bartlett LA，Berg CJ，Shulman HB，et al. Risk factors for legal induced abortion-related mortality in the United States［J］. Obstet Gynecol，2004，103（4）：729-737.

［3］ Henshaw SK，Finer LB. The accessibility of abortion services in the United States，2001［J］. Perspect Sex Reprod Health，2003，35（1）：16-24.

［4］ 杨玲，朱湘玉，郑明明，等.中孕期胎儿出生缺陷的临床监测及诊断分析［J］.现代妇产科进展，2020，29（3）：177-180.

［5］ ACOG Practice Bulletin No. 135：Second-trimester abortion［J］. Obstet Gynecol，2013，121（6）：1394-1406.

［6］ World Health Organization. Clinical practice handbook for safe 2014［DB／OL］. http：//www. who. int.

［7］ Royal College of Obstetricians and Gynaecologists. The Care of Women Requesting Induced Abortion. Evidence-based Clinical Guideline Number 7. London：RCOG Press，2011. https://www. rcog. org. uk/en/guidelines-research-services/guidelines/the-care-of-women-requesting-induced-abortion/.

［8］ Bertholdt C，David MG，Gabriel P，et al. Effect of the addition of osmotic dilators to medical induction of labor abortion：a before-and-after study［J］. Eur J Obstet Gynecol Reprod Biol，2020，244：185-189.

［9］ Wildschut H，Both MI，Medema S，et al. Medical methods for mid-trimester termination of pregnancy［J］. Cochrane Database Syst Rev，2011，（1）：CD005216.

［10］ Wong KS，Ngai CS，Yeo EL，et al. A comparison of two regimens of intravaginal misoprostol for termination of second trimester pregnancy：a randomized comparative trial［J］. Hum Reprod，2000，15（3）：709-712.

［11］ Bygdeman M，Swahn ML. Progesterone receptor blockage. Effect on uterine contractility and early pregnancy[J]. Contraception，1985，32 (1):45-51.

[12] Tang OS，Chan CC，Kan AS，et al. A prospective randomized comparison of sublingual and oral misoprostol when combined with mifepristone for medical abortion at 12-20 weeks gestation[J]. Hum Reprod，2005，20(11): 3062-3066.

[13] Shaw KA，Topp NJ，Shaw JG，et al. Mifepristone-misoprostol dosing interval and effect on induction abortion times：a systematic review[J]. Obstet Gynecol，2013，121(6):1335-1347.

[14] Akkenapally PL. A comparative study of misoprostol only and mifepristone plus misoprostol in second trimester termination of pregnancy[J]. J Obstet Gynaecol India，2016，66(Suppl 1):251-257.

[15] Dabash R，Chelli H，Hajri S，et al. A double-blind randomized controlled trial of mifepristone or placebo before buccal misoprostol for abortion at 14—21 weeks of pregnancy[J]. Int J Gynaecol Obstet，2015，130(1):40-44.

[16] Ngoc NTN，Shochet T，Raghavan S，et al. Mifepristone and misoprostol compared with misoprostol alone for second-trimester abortion：a randomized controlled trial[J]. Obstet Gynecol，2011，118(3):601-608.

[17] Costescu D，Guilbert É. No. 360-Induced Abortion：surgical abortion and second trimester medical methods[J]. J Obstet Gynaecol Can，2018，40(6):750-783.

[18] Elami-Suzin M，Freeman MD，Porat N，et al. Mifepristone followed by misoprostol or oxytocin for second-trimester abortion：a randomized controlled trial[J]. Obstet Gynecol，2013，122(4):815-820.

[19] Nuthalapaty FS，Ramsey PS，Biggio JR，et al. High-dose vaginal misoprostol versus concentrated oxytocin plus low-dose vaginal misoprostol for midtrimester labor induction：a randomized trial[J]. Am J Obstet Gynecol，2005，193(3 Pt 2):1065-1070.

[20] 中华医学会妇产科学分会产科学组. 妊娠晚期促子宫颈成熟与引产指南[J]. 中华妇产科杂志，2014，49(12):881-885.

[21] International Federation of Gynecology and Obstetrics （FIGO）：updated recommendations for misoprostol used alone in gynecology and obstetrics （ 2017 ）. https://obgyn. onlinelibrary. wiley. com/doi/full/10. 1002/

ijgo. 12181

［22］中华医学会计划生育学分会.剖宫产术后瘢痕子宫孕妇中期妊娠引产
的专家共识［J］.中华妇产科杂志,2019,54(6):381-386.

［23］方爱华,王益鑫.计划生育技术［M］.第3版.上海:上海科学技术出版
社,2012.

［24］陈蔚琳,刘鹏飞,金力,等.依沙吖啶羊膜腔注射中期引产术的安全性及
有效性临床研究回顾性再评价［J］.中国计划生育学杂志,2017,25(8):
528-532.

［25］Kapp N,Lohr PA,Ngo TD,et al. Cervical preparation for first trimester
surgical abortion［J］. Cochrane Database Syst Rev,2010,(2):CD007207.

［26］Borgatta L,Chen AY,Vragovic O,et al. A randomized clinical trial of
the addition of laminaria to misoprostol and hypertonic saline for
second-trimester induction abortion［J］. Contraception,2005,72(5):
358-361.

［27］Jain JK,Mishell DR. A comparison of misoprostol with and without
laminaria tents for induction of second-trimester abortion［J］. Am J
ObstetGynecol,1996,175(1):173-177.

［28］中华医学会计划生育学分会.临床诊疗指南与技术操作规范:计划生育
分册(2017修订版)［M］.北京:人民卫生出版社,2017.

［29］曹泽毅.中华妇产科学［M］.第2版.北京:人民卫生出版社,2004.

［30］保泾芳,李辉.瘢痕子宫妊娠中晚期不同引产方法的比较［J］.中华围产
医学杂志,2013,16(3):170-172.

［31］顾向应,黄丽丽,于晓兰,等.剖宫产后中期妊娠胎盘前置状态伴植入终
止妊娠的专家共识［J］.中华妇产科杂志,2018,53(9):585-589.

［32］贺芳,殷婉嫦,陈秉钧,等.妊娠中期完全性胎盘前置状态引产方式的临
床探讨［J］.中华妇产科杂志,2020,55(5):317-321.

［33］魏璐,邓洪,陈锰,等.中期妊娠完全性胎盘前置116例引产方式探讨
［J］.中国实用妇科与产科杂志,2018,34(7):789-792.

［34］Kerns J,Steinauer J. Management of postabortion hemorrhage:release
date November 2012 SFP Guideline ♯20131［J］. Contraception,2013,
87(3):331-342.

［35］Matsubara S,Yano H,Ohkuchi A,et al. Uterine compression sutures
for postpartum hemorrhage:an overview［J］. Acta Obstet Gynecol

Scand 2013，92(4)：378-385.

[36] Jacot FR，Poulin C，Bilodeau AP，et al. A five-year experience with second-trimester induced abortions：no increase in complication rate as compared to the first trimester[J]. Am J Obstet Gynecol，1993,168 (2):633-637.

[37] Achilles SL，Reeves MF. Society of Family Planning：Prevention of infection after induced abortion：release date October 2010：SFP guideline 20102[J]. Contraception，2011,83(4):295-309.

[38] 于晓兰,顾向应,刘欣燕,等. 人工流产手术预防性抗菌药物应用的中国专家共识[J]. 中国计划生育和妇产科,2019,11(8):10-12.

[39] Berghella V，Airoldi J，O'Neill AM，et al. Misoprostol for second trimester pregnancy termination in women with prior caesarean：a systematic review[J]. BJOG，2009,116(9):1151-1157.

[40] Bujold E，Blackwell SC，Gauthier RJ. Cervical ripening with transcervicalfoley catheter and the risk of uterine rupture. [J]. Obstet Gynecol，2004,103(1):18-23.

[41] Autry AM，Hayes EC，Jacobson GF，et al. A comparison of medical induction and dilation and evacuation for second-trimester abortion[J]. Am J Obstet Gynecol，2002,187(2):393-397.

# 第 10 章　案例分析＋点评

| 案例及分析 | 病　史 |
|---|---|
| | 33 岁，G3P0。 |
| | **既往史** |
| | 足月平产 1 孩，人工流产 1 次。 |
| | **妊娠期** |
| | 孕 25$^+$ 周，诊断"妊娠合并甲状腺功能减退"。<br>孕 28 周，诊断"妊娠期糖尿病"。<br>停经 39$^{+2}$ 周 B 超示羊水指数 6.5cm。入院。 |
| | **入院后经过** |
| | **Day1**<br>　　➤缩宫素激惹试验阴性，宫颈评分 1 分。<br>　**18:00**<br>　　➤行宫颈扩张球囊引产。<br>**Day2**<br>　**09:20**<br>　　➤取出子宫颈扩张球囊，宫口 4cm，先露－3。<br>　**10:20**<br>　　➤静脉点滴 0.5‰缩宫素加强宫缩。<br>　**12:00**<br>　　➤宫口 4cm，先露 0；停缩宫素，行分娩镇痛。<br>　**14:10**<br>　　➤宫口开全，先露＝＋1，胎膜自破，羊水清。 |
| | **结　局** |
| | **14:41**<br>　　➤分娩一男活婴，体重 3000g，Apgar 评分 10 分。 |

病例一　宫颈条件差，羊水偏少——产后出血

续　表

| 案例及分析 | 结　局 |
|---|---|
| **病例一**　宫颈条件差，羊水偏少——产后出血 | **15：00**<br>➤子宫收缩差，阴道出血 200mL。<br>➤子宫按摩，麦角新碱针 0.2mg 肌肉注射。<br>**15：10**<br>➤阴道出血 300mL，子宫下段收缩差。<br>➤卡前列素氨丁三醇注射液 250μg 肌肉注射，麦角新碱 0.2mg 宫颈注射。<br>➤开通两路静脉通道，留置导尿管，吸氧。<br>➤血压 119/67mmHg，脉搏 92 次/分钟。<br>**15：30**<br>➤阴道出血 300mL。<br>➤查看宫颈未见出血点，B 超未见胎盘组织残留。<br>➤产妇面色稍苍白，口唇稍青紫。<br>➤宫腔球囊填塞，备血输血，静脉置管。<br>➤血压 100/60mmHg，脉搏 101 次/分钟。<br>**15：58**<br>➤快速输红细胞 1.5U。<br>➤阴道再次出血约 700mL（出血共达 1500mL）。<br>➤颈内静脉穿刺成功。<br>**16：15**<br>➤血压 56/33mmHg，脉搏 120 次/分钟。<br>➤阴道出血 500mL。<br>➤去甲肾上腺素 0.06mg 静脉推注，羟乙基淀粉 130/0.4 氯化钠注射液 500mL 静脉滴注。<br>➤启动院内抢救系统。<br>**16：23**<br>➤阴道持续性出血 500mL（出血量共达 2500mL）。<br>➤卡前列素氨丁三醇注射液 250μg 肌肉注射，复方氯化钠 500mL 静脉滴注，氨甲环酸 1.0mg 静脉推注。<br>➤血压 96/50mmHg，脉搏 107 次/分钟。<br>**16：35**<br>➤子宫填塞球囊导管放置成功。<br>**16：38**<br>➤阴道出血约 500mL（出血量共达 3000mL）。<br>➤改纱条阴道填塞，操作困难。 |

| 案例及分析 | 结 局 |
|---|---|
| | ➢讨论决定行剖腹探查术,备子宫切除术。<br>➢血压 55/32mmHg,脉搏 118 次/分钟。<br>**16:46**<br>➢急诊全麻下行开腹全子宫切除术,术中见子宫疲软如布袋,手术经过顺利。<br>➢出血量共达 4000mL。<br>➢共输悬浮红细胞 1500mL,血浆 1180mL,纤维蛋白原 6g,凝血酶原复合物 21001U,人血白蛋白针 20g。 |

病例一 宫颈条件差,羊水偏少——产后出血

| 点 评 |
|---|
| 　　整体而言,该病例从生理产科转化为重症产妇,期间的产科处理值得深思。<br>　　1.宫颈评分仅 1 分,仅 1 次 B 超提示羊水偏少,孕 $39^+$ 周,没有立刻引产指征。<br>　　2.选择引产方法上不妥。宫颈条件差,使用球囊往往导致引产时间延长,长时间持续不断的引产导致继发性宫缩乏力等。<br>　　3.第 2 天取出子宫颈球囊,宫口开 4cm,此时处于潜伏期,不用操之过急,可以再观察,但又直接上了缩宫素加强宫缩,过度使用缩宫素容易导致受体饱和,对随后的缩宫素使用不敏感。应在适当休息后,若发生产程延长再予以缩宫素加强宫缩为妥,可避免不协调或过强的宫缩导致不良结局。需谨慎应用缩宫素。<br>　　4.在缩宫素使用过程中需密切关注宫缩情况,监测后及时调整用药。在产程过程中发生宫缩过频时,应适时使用拮抗药物,避免因宫缩过频过强而导致不良的结局。<br>　　5.球囊引产术操作时需要注意感染的发生,如宫颈条件差,球囊放置时间一般较长,相应产程也长,所以特别需关注球囊对子宫下段持久压迫及感染的风险。<br>　　6.该病例产后出血处理上存在严重不足,主要是在产后出血处理方法采用上的节奏把握不够,被动地轮换使用各种方法。节奏把握也不够紧凑,加强宫缩药物无效,应该果断采取宫腔填塞或子宫缝合术。对于此类操作,要由熟练的医生一气呵成。而该病例宫腔及阴道填塞耗时 1 个多小时,更造成子宫顺应性差,组织水肿,出血难于控制,以至于被动做了子宫切除术。 |

| 案例及分析 | 病　史 |
|---|---|
| | 24 岁,G2P1。 |
| | **既往史** |
| | 足月平产 1 孩。 |
| | **妊娠期** |
| | 停经 39$^{+2}$ 周,不规则下腹痛 3 小时余入院。 |
| | **入院后经过** |
| 病例二　宫颈条件好——产道裂伤 | **Day1**<br>　　**14:20**<br>　　　➤宫颈评分 7 分。<br>　　　➤不规则宫缩,0.5% 缩宫素 8 滴/分钟,加强<br>　　　　宫缩。<br>　　**16:10**<br>　　　➤宫缩(30~35)秒/(2~3)分钟,胎心 134 次/<br>　　　　分钟(见图 10-1)。<br>　　　➤宫口 2cm,先露高低−3,胎膜未破。<br>　　　➤0.5% 缩宫素,滴速调整至 16 滴/分钟。<br>　　**18:15**<br>　　　➤宫缩 30 秒/(2~3)分钟,胎心 134 次/分钟。<br>　　　➤宫口 3.5cm,先露高低−2。<br>　　**18:30**<br>　　　➤停止缩宫素滴注。<br>　　**18:55**<br>　　　➤宫缩 30 秒/(1~2)分钟,胎心监护正常,宫口<br>　　　　10cm,先露+2,胎膜自破,羊水清。<br>　　**19:04**<br>　　　➤分娩一男活婴,体重 3050g,Apgar 评分 10 分。<br>　　　➤会阴正中撕裂 1cm,予以缝合。<br>　　**20:11**<br>　　　➤产妇诉肛门口疼痛。<br>　　　➤检查外阴及肛门处未见血肿。<br>　　　➤NRS(numerical rating scale,测量数值评分量<br>　　　　表)疼痛评分法:3 分。 |

| 案例及分析 | 入院后经过 |
|---|---|
| 病例二　宫颈条件好——产道裂伤 | **20：43**<br>➤产妇诉疼痛难忍。<br>➤见左侧外阴血肿 5cm×5cm，用纱布压迫，向上级汇报。<br>**20：55**<br>➤外阴血肿继续增大至 15cm×10cm。<br>➤NRS 疼痛评分法：6 分。 |

| | 结　局 |
|---|---|
| | **21：00**<br>➤送手术室，血肿自行破裂，血液呈喷射状，色鲜，急诊行会阴血肿清除术。<br>**22：00**<br>➤缝合困难，启动院外会诊。<br>**23：14**<br>➤上级医院医师行会阴阴道壁血肿切开缝合术。<br>➤术中再出血量 200mL。<br>➤术中输注晶体及胶体液 2000mL，输血红细胞 6U，冰冻血浆 1000mL。 |

| | 点　评 |
|---|---|
| | 该病例从正常催引产分娩到会阴巨大血肿，值得反思。<br>1. 催产素应用不当<br>（1）经产妇，入院已有不规则宫缩，宫颈条件成熟，入院时 $39^{+2}$ 周，仅羊水指数偏少，无其他并发症及合并症，催产素加强宫缩理由不充分。<br>（2）16：10，宫缩（30～35）秒/（2～3）分钟时，再保持 0.5％缩宫素 16 滴/分钟，不妥，此时为潜伏期，宫缩不宜过强。<br>（3）从宫口 2cm 到宫口开全仅用了 2 小时，显然子宫收缩很强。<br>（4）应严格把控缩宫素的应用指征，在使用依据不足时，可继续待产观察，避免过度干预导致急产等而造成不良后果。在子宫原有宫缩情况下再用缩宫素催产，易发生宫缩过频。 |

续 表

| 案例及分析 | 点 评 |
|---|---|
| 病例二　宫颈条件好——产道裂伤 | （5）使用缩宫素后应密切监测宫缩情况，及时调整缩宫素静脉滴注速度或停用缩宫素，避免医源性的宫缩过强。<br>2.产后观察不到位<br>（1）产妇多次主诉肛门胀痛，但起初未检查明确，以至于本例血肿大小达到了15cm。如果及时发现，可以避免严重后果。<br>（2）产后观察期间，产妇主诉肛门口疼痛，要足够重视，由有经验的医生行外阴、阴道、肛门检查。<br>（3）对于产程快又结合会阴部疼痛的情况，更要联想到产道血肿。<br>3.阴道和外阴血肿处理存在问题<br>（1）从外阴未见血肿到血肿增大到15cm后自行破裂，44分钟；从决定手术到启动抢救，又1小时；从启动抢救到上级医院医师上台，再1小时余。血肿快速进展，处理不及时，后期血肿增大、破裂、范围扩大导致手术操作困难，出血增多。<br>（2）应该及时找有经验的妇产科医生上台，快速启动MTD会诊实施。<br>（3）全麻下进行手术，有利于视野暴露，同时要有麻醉医师在场有利于生命体征监控。 |

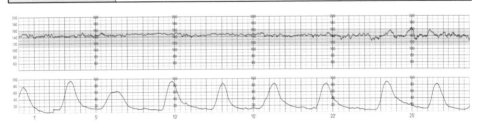

图 10-1　病例二胎心监测

| 案例及分析 | 病　史 |
|---|---|
| | 27 岁,G1P0。 |
| | **既往史** |
| | 无相关既往史。 |
| | **妊娠期** |
| | 停经 40 周,胎心监护 NST(±)入院。<br>最新的胎儿 B 超为 12 天前,入院后 B 超未做。<br>孕妇身高 150cm 体重 57.8kg,胎儿估重 3000g。<br>骨盆外测量 23.0—24.0—18.0—8.0cm |
| | **入院后经过** |
| | **Day1**<br>　➤宫颈评分 5 分。<br>**12:00**<br>　➤0.5% 缩宫素静脉滴注催引产。<br>**18:45**<br>　➤宫口 3cm,先露—2。<br>**Day2**<br>**00:25**<br>　➤规律宫缩 10 小时,宫口 2cm,先露—2。<br>　➤停缩宫素。地西泮 10mg 静推休息。<br>**06:00**<br>　➤宫口 2cm,先露—2。宫缩间歇期人工破膜,<br>　　羊水清。<br>　➤间苯三酚 80mg 静推软化宫颈。<br>**10:00**<br>　➤羊水Ⅲ度,宫口 2.5cm,先露—2,坐骨切迹宽度<br>　　仅容 2 指。胎心减速,最慢 76 次/分(见图 10-2)。 |
| | **结　局** |
| | **10:55**<br>　➤拟"相对头盆不称引起的梗阻性分娩,胎儿窘迫",<br>　　行剖宫产。<br>**12:32**<br>　➤娩出一孩,体重 3200g,Apgar 评分 1 分钟 10 分,<br>　　5 分钟 10 分。 |

病例三　头盆不称引产——胎儿窘迫

续 表

| 案例及分析 | 点 评 |
|---|---|
| 病例三<br>头盆不称引产——胎儿窘迫 | 该病例的产程管理值得仔细推敲。<br>1.停经 40 周入院,最近期的 B 超为 12 天前,入院应重新 B 超评估胎儿大小、羊水量等,并结合产科各项检查充分评估头盆情况。<br>2.宫颈评分 5 分,理论上 6 分以下应该促宫颈成熟处理。本病例直接采用缩宫素,效果不佳。<br>3.本病例采用间苯三酚促宫颈软化,没有循证依据。且本病例效果不好。<br>4.第 2 天,00:25,阴道检查宫口 2cm,在规律宫缩近 10 小时的情况下宫口未进展,反而缩小,为什么不做思考,而即予以地西泮 10mg 静推。此时应行阴道检查排除头盆不称后再决定下一步处理。若宫口已开大,不予以地西泮处理;若宫口无进展,4 小时内无阴道分娩可能,则可予以哌替啶处理。<br>5.从第 1 天 18:45,直到第 2 天 06:00,间隔 11 小时 15 分钟才以阴道检查,这之间对该孕妇的产程监测欠佳。<br>6.该孕妇从第 1 天 18:45 到第 2 天 10:43,总共 16 小时,宫口均无进展,直到发现羊水Ⅲ度、胎心减速,才决定剖宫产。结合该孕妇身高、体重均偏小,对于此类特殊孕妇,应由有经验的医师充分评估头盆相称情况。即使阴道试产,也应密切监测产程情况,注意剖宫产指征的出现。<br>7.从发现羊水Ⅲ度,胎心减速,将近 2 小时才娩出胎儿。间隔时间过长,若此期间胎儿窘迫进一步加重,会加重母儿不良预后。<br>8.引产时间长(可能存在多次阴道检查),破膜时间长,应考虑绒毛膜羊膜炎导致宫内感染的可能,需及时使用抗生素预防感染。 |

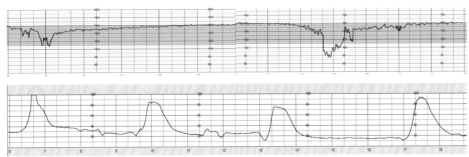

图 10-2 病例三胎心监测

| 案例及分析 | 病　　史 |
|---|---|
| | 27 岁,G1P0。 |
| | **既往史** |
| | 无相关既往史。 |
| | **妊娠期** |
| | 停经 37⁺ 周超声提示胎儿偏小,入院。<br>查体:宫底高 30cm,腹围 96cm。<br>辅助检查 B 超:双顶径 8.3cm;股骨长 6.3cm;羊水指数 5.4cm。 |
| | **入院后经过** |
| | **Day1**<br>　**09:08**<br>　　➢宫颈评分 4 分,缩宫素激惹试验阴性。<br>**Day2**<br>　　➢宫颈质中,朝中,消退 30％,先露－3。评分 2 分。<br>　　➢予放置宫颈扩张球囊引产。<br>**Day3**<br>　**09:00**<br>　　➢取出球囊,宫颈评分 7 分,0.5％缩宫素静脉滴注催引产。<br>　**13:45**<br>　　➢宫口 0.5cm,先露－3,人工破膜,羊水清,量少,宫缩不规则,胎心监护示频发变异减速,最低至 60～80 次/分,宫口未开,停缩宫素。 |
| | **结　　局** |
| | **Day3**<br>　**13:58**<br>　　➢宫缩不规则,胎心监护示频发变异减速,最低至 60～80 次/分,宫口 0,先露－3(见图 10-3)。<br>　　➢准备手术。<br>　**15:18**<br>　　➢剖宫产分娩 1 孩,体重 1760g,Apgar 评分 1 分钟 7 分,5 分钟 10 分,术中见羊水Ⅲ度,量 50mL。 |

病例四　胎儿生长受限引产过程中——新生儿窒息

续 表

| 案例及分析 | 点 评 |
|---|---|
| 病例四　胎儿生长受限引产过程中——新生儿窒息 | 该病例作为特殊病例的催引产,其间的干预措施值得我们从中吸取教训。<br>　　1.胎儿生长受限(fetal growth restriction,FGR)应该在分娩前再次超声检查及评估,确认胎儿生长受限严重程度,排除胎儿畸形、胎盘异常等问题。由经验丰富的高年资医师综合各种情况,得出相对准确的评估,慎重决定分娩方式。该病例两次宫颈评分均为低分,宫颈条件差而 FGR,胎盘功能不良,也存在胎儿体重估计不准确的问题。如果估计体重在 3 个百分位以下,有严重胎儿宫内生长受限,也可相对放宽剖宫产指征,降低胎儿不良结局的发生率。分娩方法选择直接剖宫产更妥。<br>　　2.对于该病例,为争取阴道分娩,可以选择地诺前列醇栓促宫颈成熟。如短期内宫颈评分改善明显,则再做引产并严密观察产程进展,短期阴道试产;若产程异常或发生胎儿窘迫,应立刻剖宫产。<br>　　3.该病例本来就存在胎儿宫内生长受限,羊水过少。分娩过程中,胎心 60～80 次/分钟;当出现频发胎心减速时,胎儿窘迫诊断明确,又处于产程极早期,应更及时、更迅速地启动紧急剖宫产(decision to-delivery interval,DDI),快速娩出胎儿,尽早让胎儿脱离不良宫内环境。但本病例从决定手术到新生儿娩出耗费了 80 分钟,显然增加了新生儿窒息程度。 |

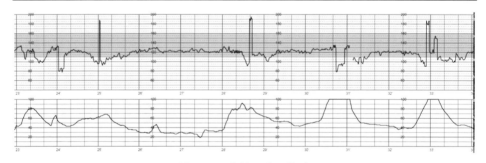

图 10-3　病例四胎心监测

| 案例及分析 | 病　史 |
|---|---|
| | 36 岁，G2P0。 |
| | **既往史** |
| | 人工流产 1 次。 |
| | **妊娠期** |
| | 停经 41 周。B 超示羊水指数 6.4cm。入院。 |
| | **入院后经过** |

病例五　使用各种方法引产——感染，中转剖宫产

**Day1**

 **10：50**

  ➤宫颈评分 2 分钟，予以地诺前列醇栓促宫颈成熟。

 **22：10**

  ➤宫缩 15 秒/2 分钟，取出地诺前列醇栓。

**Day2**

 **13：00**

  ➤宫缩偶有，予以 0.5％缩宫素静脉滴注催引产。

 **13：30**

  ➤缩宫素滴速至 40 滴/分钟。

 **19：50**

  ➤缩宫素滴毕拔除。

**Day3**

 **10：00**

  ➤宫颈评分 6 分，放置宫颈扩张球囊引产。

**Day4**

 **08：50**

  ➤取出球囊，宫口 1cm，先露－3。

 **09：30**

  ➤予以 0.5％缩宫素静脉滴注催引产。

 **15：15**

  ➤自然破膜，羊水清，宫口 1cm，先露－3，停缩宫素。

 **16：00**

  ➤宫缩不规则，羊水清，再予以 0.5％缩宫素静脉滴注加强宫缩。

续 表

| 案例及分析 | 入院后经过 |
|---|---|
| 病<br>例<br>五<br><br>使<br>用<br>各<br>种<br>方<br>法<br>引<br>产<br>——<br>感<br>染<br>，<br>中<br>转<br>剖<br>宫<br>产 | **Day4**<br>    **17：00**<br>       ➤有淡血性羊水流出，宫口 1cm，先露－2，胎心监<br>       护正常。血常规：白细胞计数 $11.9\times10^9$/L，中<br>       性粒细胞分类 79.8％。血生化：超敏 C-反应蛋<br>       白 53.7mg/L。<br>    **18：03**<br>       ➤缩宫素滴毕拔除，宫口 1.5cm，先露－2，小便自<br>       解困难，予留置导尿，观察。 |

| 结 局 |
|---|
|     **21：42**<br>       ➤胎心监护正常，宫口仍然 1.5cm，先露－2，淡血<br>       性羊水，体温 37.4℃，决定手术。<br>    **22：50**<br>       ➤胎儿娩出，体重 3440g，Apgar 评分 1 分钟 10 分，<br>       5 分钟 10 分，羊水量 100mL（淡血性），胎盘娩出<br>       后发现胎膜边缘见凝血块压迹 8cm×6cm。 |

| 点 评 |
|---|
|     该病例催引产整整 4 天，最终中转剖宫产，应从中总结<br>吸取教训，提高催引产管理的把控能力，使催引产有序、有<br>效、安全。<br>    1. 该病例孕周已达 41 周，宫颈评分仅 2 分。对于宫颈<br>成熟度与孕周不相符的病例，需考虑是否孕周不准确或宫<br>颈评分不准确，待核实准确后再考虑合适的催引产方式。<br>且该病例羊水指数 6.4cm，应该选择短期内成功引产把握<br>大的方法，更要把握引产的有效进度，方能提高成功率。地<br>诺前列醇栓促宫颈成熟，原则上确实是有规律宫缩后再取<br>出地诺前列醇栓，使得宫颈条件改善，宫颈评分提高。但对<br>该病例规律宫缩的观察显然有误，以至于取出地诺前列醇<br>栓后宫缩无，宫颈评分也无改善。<br>    2. 该病例第 2 天引产，13：00 宫缩偶有，予 0.5％缩宫<br>素静脉滴注 8 滴/分钟起逐渐上调，仅半小时（13：30）缩宫<br>素滴速已调至 40 滴/分钟。这样的调节速度显然很不规<br>范，子宫的收缩节律根本未观察到。 |

| 案例及分析 | 点　评 |
|---|---|
| 病例五　使用各种方法引产——感染，中转剖宫产 | 3.第 4 天 15：15，自然破膜后宫缩不规则，45 分钟后即予以缩宫素加强宫缩，干预太过积极。可给予适当的观察时间，待自然发动，减少过频过强的宫缩，提高安全性。<br><br>4.该病例催引产时间较长，产程进展缓慢，在出现第一次血性羊水时不够重视。应及时分析再评估，若考虑胎盘早剥且短时间内无法阴道分娩，应及时行剖宫产终止妊娠。<br><br>5.该病例采用了前列腺素类药物联合球囊引产，最终还是失败。目前，促宫颈成熟方法的联合应用越来越多见。有文献表明，与单用前列腺素类药物相比，球囊导管联合前列腺素类药物可以降低 24 小时内未实现阴道分娩的概率（RR 0.45,95％CI 0.28～0.71；3 项试验,698 例产妇），联合疗法亦可以降低宫缩过频伴 FHR 变化的风险（RR 0.53,95％CI 0.35～0.78），但对剖宫产率没有显著影响（RR 0.92,95％CI 0.79～1.08；8 项试验,1295 例产妇）。另有文献表明，应用米索前列醇联合球囊导管，孕妇的分娩时间早于单用者（HR 1.92,95％CI 1.42～2.59）/（HR 1.87,95％CI 1.39～2.52），但其对剖宫产率以及母婴不良结局的发生率没有显著影响。目前，对于单用或联合疗法，无明确指征指导，尚需对每个病例个体化处理。 |

| 案例及分析 | 病　史 |
|---|---|
| | 29 岁,G1P0。 |
| | **既往史** |
| | 基础血压 140/85mmHg,未用药。 |
| | **妊娠期** |
| | 停经 39⁺ 周,测血压 161/100mmHg 入院。 |
| | **入院后经过** |
| 病例六　妊娠期高血压——阴道分娩 | **Day1**<br>➢血压 145/93mmHg,蛋白尿(一),宫颈评分 4 分,放置宫颈扩张球囊引产。<br>**Day2**<br>　**10:00**<br>➢取出球囊,宫颈评分 6 分,0.5% 缩宫素静脉滴注催引产。<br>　**15:00**<br>➢宫缩 15 秒/(2~3)分钟,宫缩压力 80%,宫口 1cm,先露—2.5,续滴 0.5% 缩宫素至 18:00。血压波动(130~143)/(75~94)mmHg。<br>**Day3**<br>➢予以 0.75% 缩宫素静脉滴注催引产 1 天。<br>➢血压波动(127~148)/(72~94)mmHg。<br>**Day4**<br>　**9:00**<br>➢人工破膜,宫口容指 2,先露—3,羊水清。<br>　**12:15**<br>➢宫缩偶有,予以 0.5% 缩宫素静脉滴注催产。<br>　**20:30**<br>➢宫缩 25 秒/3 分钟,强度中(宫缩压力 100%)。宫口 3cm,先露—1。 |
| | **结　局** |
| | 　**21:30**<br>➢宫缩 35 秒/2~3 分钟,强度中(宫缩压力 100%)。宫口开全,先露+2,停用缩宫素。<br>　**22:41**<br>➢胎儿娩出,体重 3260g,Apgar 评分 10 分。<br>➢血压波动(129~151)/(83~97)mmHg。 |

| 案例及分析 | 点　评 |
|---|---|
| 病例六　妊娠期高血压——阴道分娩 | 　　该病例的催引产过程既有值得学习的部分,也有需要改进的部分。<br><br>　　1. 针对该孕妇,慢性高血压本身不是剖宫产指征,血压控制良好,在无禁忌证的情况不失时机引产终止妊娠。选择孕 39<sup>+</sup> 周也正确,宫颈评分 4 分,选择球囊或地诺前列醇栓引产均合适。<br><br>　　2. 对于该孕妇,血压监测比较到位,引产方式相对较为温和,共催引产 4 天,每天液体控制在 1000mL,给予孕妇足够的休息时间,因此该孕妇血压控制一直比较理想。催引产过程中,孕妇的情况每天每时在发生改变,在每次决定催引产方式前均需由有经验的医师再次评估宫颈条件,能安全地选择更合适的催引产方式。但对于该病例,在一些引产细节上可再积极一点,避免过长时间催引产,这点对高血压孕妇尤其要注意。如:<br><br>　　(1)第 2 天 15:00,宫缩中弱,进展较缓,第 1 袋缩宫素滴毕后可选择第 2 袋 0.75% 缩宫素续滴加强宫缩,也许当晚可以分娩。<br><br>　　(2)第 3 天,未行宫颈评分即予以缩宫素静脉滴注不太合适。若当天上午行阴道检查,即刻行人工破膜,可能更为合适,也许产程发动更快,第 3 天就能分娩。<br><br>　　3. 第 4 天 20:30,宫缩 25 秒/3 分钟,强度中(宫缩压力 100%),阴道检查宫口 3cm,先露－1;但到 21:30,宫缩 35 秒/(2～3)分钟,强度中(宫缩压力 100%),宫口开全。仅 1 小时,宫口扩张如此快速,是否存在催产素滴注过快的情况? 在 20:30,宫缩强度中(宫缩压力 100%),阴道检查宫口 3cm,先露－1 时,就应该停用缩宫素。<br><br>　　4. 慢性高血压孕妇的引产时间不建议太长。分娩过程需要注意以下几个方面。<br><br>　　(1)密切监测血压,分娩疼痛刺激可能导致高血压,诱发子痫,必要时中转剖宫产。<br><br>　　(2)如果发生高血压或自觉症状,应该尽快评估,并应用硫酸镁。<br><br>　　(3)如条件许可,推荐分娩镇痛麻醉,因为麻醉本身有降血压效果,减少疼痛刺激导致的高血压,并且一旦紧急手术可以缩短紧急剖宫产(DDI)时间。 |

| 案例及分析 | 病　史 |
|---|---|
| | 24 岁,G1P0。 |
| | **既往史** |
| | 无相关既往史。 |
| | **妊娠期** |
| | 8 个月前因"输卵管性不孕"移植囊胚 2 枚。<br>孕 38<sup>+</sup> 周,阴道流液 5 小时入院。 |
| **病例七　胎膜早破——阴道分娩** | **入院后经过** |
| | **Day1**<br>➢入院查血常规、血生化等无明显异常。<br>**08:30**<br>➢NST(＋),生命体征平稳。<br>**14:40**<br>➢宫缩无,宫颈评分 4 分,予 0.5% 缩宫素静脉滴注。<br>**19:30**<br>➢缩宫素滴毕拔除。<br>**Day2**<br>**08:30**<br>➢宫口 1cm,先露－2,疲劳,予地西泮 10mg 静推休息。<br>**11:20**<br>➢NST(＋),生命体征平稳。<br>**12:00**<br>➢宫缩偶有,予以 0.5% 缩宫素静脉滴注催引产。<br>**16:00**<br>➢缩宫素 16 滴/分钟,宫缩 25 秒/2 分钟,宫缩压力 100%。宫口 8cm,先露＋1,停缩宫素。 |
| | **结　局** |
| | **16:45**<br>➢宫口 10cm,先露＋2。<br>**18:40**<br>➢分娩 1 孩,体重 2780g,Apgar 评分 10 分。 |

| 案例及分析 | 点　评 |
| --- | --- |
| 病例七　胎膜早破——阴道分娩 | 　　该病例作为典型的胎膜早破催引产病例,有许多值得借鉴及改进的地方。<br><br>　　1.该孕妇胎膜早破诊断明确,破膜7小时余无宫缩,宫颈评分4分。虽然宫颈评分较低,但对于胎膜早破者,放置球囊会增加感染风险,故予以缩宫素催产比较合适。当然也可以选择地诺前列醇栓,产程可能更快。<br><br>　　2.第1天19:30,缩宫素因滴毕拔除,此时该孕妇虽有规律宫缩,但强度较弱。对于胎膜早破的孕妇,胎膜早破时间越长,感染风险越高。此时,应续滴缩宫素,争取当日完成分娩。<br><br>　　3.第2天08:30,阴道检查后,考虑孕妇疲劳,予地西泮静推休息,处理正确。孕妇经过一夜不规则宫缩一般比较疲惫,应及时予以休息,以便更早、更及时地予以后续处理。<br><br>　　4.胎膜早破者,临产后重点观察分娩期感染的发生。要观察体温、心率、胎心率、胎心监护、羊水残余量等。此外,需定期检测血常规、CRP等指标,以及必要时出生后检测新生儿相关指标等。<br><br>　　5.目前,对于足月胎膜早破的处理时机尚有争议。主流观点还是认为应尽快引产,主要原因是担心增加感染的风险。文献表明,与期待处理相比,计划性尽早干预组胎膜破裂至胎儿娩出的时间缩短(均数差值$-10$小时,95%CI $-12$～$-8$小时);产妇绒毛膜羊膜炎和(或)子宫内膜炎的发生减少(54/1000 vs. 110/1000,RR 0.49,95%CI 0.33～0.72);新生儿特殊护理病房或新生儿重症监护病房的入住率降低(RR 0.75,95%CI 0.66～0.85);剖宫产未增多(126/1000 vs. 150/1000,RR 0.84,95%CI 0.69～1.04);确诊早发型新生儿脓毒症的发生(12/1000 vs. 22/1000,RR 0.57,95%CI 0.24～1.33)和围产期死亡(1/1000 vs. 2/1000,RR 0.47,95%CI 0.13～1.66)有减少的趋势。对于未临产且无阴道分娩禁忌的足月胎膜早破者,我们建议首选缩宫素引产。对于不愿意立即干预且无其他禁忌者,也可予以一定时间范围内的期待处理。研究提示,胎膜早破24小时后,绒毛膜羊膜炎的发生风险显著升高。有研究显示,50%期待处理的胎膜早破者在破膜后约17小时内进入产程活跃期,95%在约75小时内进入产程活跃期。可见,期待时间越长,自行发动临产的概率增高,需权衡利弊后决定干预时间。 |

| 案例及分析 | 病　史 |
|---|---|
| | 28 岁,G3P0。 |
| | **既往史** |
| | 因"难免流产"行清宫 2 次。 |
| | **妊娠期** |
| | 停经 39$^{+4}$ 周。超声提示羊水指数 5.0cm。入院。 |
| | **入院后经过** |

病例八　羊水过少——阴道分娩

**Day1**
- ➢予 0.5% 缩宫素静脉滴注,行缩宫素激惹试验。

**Day2**
- ➢宫颈评分 3 分,予地诺前列醇栓催引产。

**Day3**

**09:26**
- ➢宫缩偶有,取出地诺前列醇栓,宫颈评分 5 分。

**11:40**
- ➢予 0.5% 缩宫素静脉滴注引产,夜间滴毕拔除。

**Day4**

**02:00**
- ➢宫缩 25 秒/7 分钟,强度中弱(宫缩压力 80%~100%)。自然破膜,羊水清量少,宫口 4cm,先露-2,并予以持续胎心监护。

**03:00**
- ➢宫缩 25 秒/6~7 分钟,强度转弱(宫缩压力 70%),予以 0.5% 缩宫素静脉滴注加强宫缩。

**结　局**

**05:10**
- ➢宫口开全,先露 1.5,羊水清,监测胎心正常。

**07:41**
- ➢分娩女婴,3180g,Apgar 评分 10 分。
- ➢产时出血 600mL,检查阴道壁 4cm 裂口,予间断缝合,出血停止。

| 案例及分析 | 点　评 |
|---|---|
| 病<br>例<br>八<br><br>羊<br>水<br>过<br>少<br>——<br>阴<br>道<br>分<br>娩 | 　　对于羊水过少孕妇[羊水指数(amniotic fluid index,<br>AFI)≤5,单一最大羊水深度(single deepest pocket,SDP)<br><2cm],不是选择简单的剖宫产,而是经过评估实施催引<br>产争取阴道分娩。这是值得提倡的,但需要更密切的监测,<br>及时调整催引产方法,全程做好胎心监管。<br>　　1.该孕妇39⁺周,羊水过少。对其的催引产时机合适,<br>入院当天虽已下午,但仍然积极处理,做缩宫素激惹试验,<br>了解胎儿储备功能,但亦应该先行阴道检查,可与第 2 天对<br>比宫颈成熟度变化。<br>　　2.第 2 天宫颈评分 3 分,首选地诺前列醇栓无须质疑,<br>且使用后宫颈评分增加 2 分,为催产做了很好准备。但第<br>2 天与第 3 天两天的节奏有点慢,应该利用好早上的时机。<br>　　3.第 4 天 02:00,宫缩 25 秒/7 分钟,强度中弱(宫缩压<br>力 80%～100%),自然破膜,宫口 4cm,先露－2;但 03:00<br>(即相隔 1 小时),宫缩 25 秒/(6～7)分钟,强度转弱(宫缩<br>压力 70%),即予以 0.5%缩宫素静脉滴注加强宫缩,该处<br>理太过积极。事实证明,仅过 2 小时,即 05:10,宫口开全<br>了。对于初产妇,产程过快,与随后发生的产道撕裂有<br>关联。<br>　　4.针对羊水过少的孕妇,并不是一味提倡阴道分娩或<br>剖宫产,要根据孕周、羊水过少程度及产科其他情况综合考<br>虑。对于羊水几乎无,同时合并胎儿生长受限、频发胎心减<br>速等情况,不建议引产;如果催引产,特别要注意产程进展<br>适度,更关注胎心监护(cardiotocograph,CTG)图形,必要<br>时提前干预。 |

| 案例及分析 | 病　史 |
|---|---|
| | 32 岁,G4P1。 |
| | **既往史** |
| | 足月剖宫产 1 次。<br>人工流产 2 次。 |
| | **妊娠期** |
| | 孕 7$^+$周,诊断"甲状腺功能减退""肝功能异常"。<br>孕 24$^+$周,B 超提示胎儿全身水肿、单心室、唇腭裂、重度脑积水。经产前诊断中心及伦理委员会讨论后,考虑胎儿多发畸形,建议终止妊娠。<br>停经 26$^{+1}$周,要求终止妊娠入院。 |
| | **入院后经过** |
| | **Day1—Day 7**<br>　➤因肝功能异常,静脉滴注护肝治疗,无明显改善。<br>**Day8**<br>　**9:00**<br>　　➤予放置宫颈扩张球囊引产。<br>　**21:30**<br>　　➤宫缩 25 秒/3～4 分钟,强度中弱(宫缩压力80%～90%)。<br>**Day9**<br>　**08:21**<br>　　➤宫缩不规则,球囊掉出,宫口 2.5cm,先露－2。<br>　**13:30**<br>　　➤宫缩不规则,予 0.5%缩宫素静脉滴注加强宫缩。<br>　**19:00**<br>　　➤宫口 3～4cm,先露－1。 |
| | **结　局** |
| | **20:16**<br>　➤宫口 10cm,先露－1。停缩宫素。<br>**21:11**<br>　➤分娩男婴,死胎。 |

病例九　胎儿严重缺陷,母体肝功能异常——阴道分娩

| 案例及分析 | 点 评 |
|---|---|
| **病例九** 胎儿严重缺陷，母体肝功能异常——阴道分娩 | 作为特殊病例的引产，此病例的管理值得学习借鉴及反思。<br><br>1. 孕妇因胎儿畸形要求终止妊娠，目前较为常用的方法是乳酸依沙吖啶溶液羊膜腔注射。但该孕妇肝功能反复异常，不适合用此方法。而瘢痕子宫又不适合用前列腺素促宫颈成熟，故该病例选择球囊引产合适。<br><br>2. 该孕妇入院时已 26$^+$ 周，要求放弃胎儿终止妊娠。对于母体而言，孕周越大，终止妊娠的损伤越大，故应尽早终止妊娠。但该病例因为孕期肝功能一直偏高，入院治疗 1 周后才予以球囊引产，应更早积极处理并予以合适方式引产。<br><br>3. 第 8 天 21:30 至第 9 天 13:30，一直有不规则或规则宫缩，共 16 小时，无任何处理，对产程监测及管理欠佳。应该根据孕妇情况予以处理；若孕妇疲劳，及时予以地西泮或哌替啶休息。<br><br>4. 第 9 天从 08:21 球囊掉出，到 13:30，共经历 5 小时不规则宫缩才给予缩宫素加强宫缩，处理欠及时，应更早地予以缩宫素加强宫缩。 |

| 案例及分析 | 病　史 |
|---|---|
| | 27 岁,G1P0。 |
| | **既往史** |
| | 无相关既往史。 |
| | **妊娠期** |
| | 停经 $40^{+3}$ 周,要求入院待产。 |
| | **入院后经过** |
| 病例十　孕41周——阴道分娩 | **Day1**<br>➢完成检查,核实孕周。<br>**Day2—Day3**<br>➢少量阴道流血,偶有宫缩。<br>**Day4**<br>➢孕周已达 $40^{+6}$ 周。<br>　**08:00**<br>　➢宫颈评分 5 分。地诺前列醇栓引产。<br>**Day5**<br>　**10:00**<br>　➢取出地诺前列醇栓,宫颈质软,消退 80%,朝中,宫口 2 指松,先露－2。<br>　**12:40**<br>　➢不规则宫缩,予 0.5% 缩宫素静脉滴注加强宫缩。<br>　**15:00**<br>　➢宫缩过强(见图 10-4),停缩宫素。<br>　**15:36**<br>　➢宫口 4cm,先露－1,羊水清。 |
| | **结　局** |
| | **Day5**<br>　**15:50**<br>　➢宫口开全,先露 1.5。<br>　**16:24**<br>　➢分娩女婴,体重 2900g,Apgar 评分 10 分。 |

续　表

| 案例及分析 | 点　评 |
| --- | --- |
| **病例十**　**孕４１周——阴道分娩** | 　　该病例为生理产科成功催引产,但还是存在产程观察不到位的地方。临床上,类似的病例比较多,值得重视。<br>　　1.该病例40<sup>+3</sup>周入院,无任何并发症、合并症,且入院第2天少量见红,未着急催引产,待观察。3天后仍然未进入自然产程,已接近孕41周再做催引产,时机选择较为合适。<br>　　2.阴道检查宫颈评分5分,地诺前列醇栓亦为合适的催引产方式。<br>　　3.第5天10:00,取出地诺前列醇栓后宫缩变弱,直到12:40一直不规则宫缩,此时加强宫缩,选择时机恰当。但15:00,因宫缩过强再停缩宫素,且仅14分钟,宫口就从4cm到开全,可见宫缩很强,提示我们缩宫素滴注期间的产程监测要细致,要动态观察。当宫缩密集、强度中强时,要及时调慢缩宫素滴速甚至停滴,避免医源性宫缩过强甚至急产的发生。 |

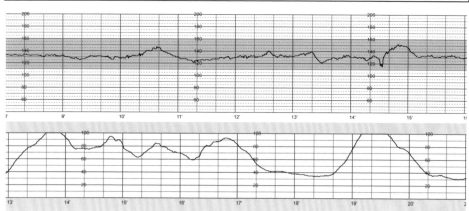

图 10-4　病例十胎心监测

# 参考文献

[1] Jozwiak M，Bloemenkamp KW，Kelly AJ，et al. Mechanical methods for induction of labour ［J］. Cochrane Database Syst Rev, 2012, （3）：CD001233.

[2] Levine LD, Downes KL, Elovitz MA, et al. Mechanical and pharmacologic methods of labor induction: a randomized controlled trial [J]. Obstet Gynecol, 2016, 128(6): 1357-1364.

[3] Middleton P, Shepherd E, Flenady V, et al. Planned early birth versus expectant management (waiting) for prelabour rupture of membranes at term (37 weeks or more) [J]. Cochrane Database Syst Rev, 2017, 1: CD005302.

[4] Seaward PG, Hannah ME, Myhr TL, et al. International multicentre term prelabor rupture of membranes study: evaluation of predictors of clinical chorioamnionitis and postpartum fever in patients with prelabor rupture of membranes at term [J]. Am J Obstet Gynecol, 1997, 177 (5): 1024-1029.

[5] Hannah ME, Ohlsson A, Farine D, et al. Induction of labor compared with expectant management for prelabor rupture of the membranes at term. TERMPROM Study Group[J]. N Engl J Med, 1996, 334(16): 1005-1010.

# 催引产 100 问

针对临床医生在催引产中提出的较为共性的问题以及催引产实践中常面临的困惑,本章节以问与答形式进行汇总、梳理和解答,力求提问细化、回答简练。

**1 目前最常用的宫颈成熟度评估方法是什么?**

Bishop 评分是在引产开始及引产过程中评估子宫颈成熟度的主要工具,虽然其主观性较强,但由于操作简单且结果直观,所以在临床上是最广泛用于评估宫颈成熟度的手段。

**2 超声测量宫颈是否可以替代阴道指检评估宫颈成熟度?**

超声测量宫颈长度、漏斗形成等指标相对客观,但更适用于宫颈外口尚未开放、宫颈管未消失者,可在有条件的医疗单位开展。超声指标与宫颈成熟度的相关性、其引产结局的预测价值均未明确,可以作为 Bishop 评分的补充,但不能取而代之。

**3 宫颈弹性超声在早产领域应用得越来越多,可否用于评估宫颈成熟度?**

理论上,宫颈弹性超声可以反映子宫颈软化和成熟程度,但因其操作、测量方法而导致结果差异大,且宫颈组织弹性的影响因素众多,所以在推广应用前尚需要更多的循证医学证据。

**4 如何定义引产成功?**

对引产成功的定义并未统一,常用引产后 24~48 小时能否阴道分娩评价引产是否成功。但引产后能否成功阴道分娩的影响因素颇多,包括缩宫素静脉滴注、产程进展的管理、头盆相称性等。为便于同质化管理和产科质控,各医疗单位可结合实际情况,对催引产相关指标进行细化质控。

### 5 能否个体化预测引产的成功概率？

引产成功率与多种因素有关，且部分因素难以量化，目前不推荐使用任何模型来预测引产后阴道分娩的成功率，但宫颈成熟度依然是决定引产成功与否的重要因素。医生应根据自己的专业经验，结合临床因素以及引产前促宫颈成熟情况，综合判断，把握节奏，这甚为重要。

### 6 引产病例如何选择分娩镇痛方式？

引产不是分娩镇痛的禁忌证，且引产者的痛感可能较自然临产者更强烈，比自然临产者更需要分娩镇痛。对于引产病例，药物或非药物镇痛均可采用。如选择椎管内阻滞镇痛，应排除椎管内阻滞的禁忌证，如凝血功能异常、全身及局部感染等，可选择硬膜外镇痛、蛛网膜下腔与硬膜外联合镇痛。

### 7 引产病例何时开始镇痛？

由于从引产到临产的时间尚不能确定，且引产过程中的宫缩相对较弱，孕妇不适感较少，而硬膜外分娩镇痛能安全保留镇痛效果的时间有限，因此，在引产过程中通常不建议应用硬膜外分娩镇痛。一旦确定临产，就可以应用分娩镇痛。

### 8 使用地诺前列酮栓与无痛分娩有冲突吗？

不冲突。地诺前列酮栓的主要作用在于促宫颈成熟，一旦临产，应取出。因此，建议取出地诺前列酮栓后行分娩镇痛。对于地诺前列酮栓放置期间出现痛感明显者，首要处理并非镇痛，而是评估宫缩频率和强度，排除宫缩过频、过强，再做阴道检查了解宫口情况，及时取药，避免急产。值得注意的是，栓剂保留原位时应谨慎使用哌替啶或地西泮等镇静药物，以免宫缩过强而没有察觉。

### 9 引产病例的产程特征如何？

与自然临产者相比，引产病例更容易出现产程过快、延长或停滞，表现为宫缩过频或乏力等，增加难产风险。因此，在催引产期间，应全面把握每次阴道检查的机会，减少阴道检查次数，定期评估母体和胎儿情况、产道条件以及产程进展，给予最合理的产程管理。

**10 引产病例需要导乐分娩或者陪伴分娩吗?**

引产病例接受了更多的医疗干预,孕妇更容易出现情绪紧张和焦虑,应加强支持治疗,包括饮食指导、自由体位、轻松音乐、适当按摩和精神安慰。导乐分娩或陪伴分娩是提供这些支持治疗的合理手段。

**11 宫颈成熟的标准是什么?**

宫颈成熟的量化标准尚未达成共识,推荐采用 Bishop 评分法评估宫颈成熟度。Bishop 评分≥6 分,提示宫颈成熟;Bishop 评分<6 分,提示宫颈不成熟,需要促宫颈成熟。促熟的目的是改善宫颈成熟度而非诱导分娩。通常认为,促熟后 Bishop 评分≥6 分代表促熟成功,亦有文献将促熟后 Bishop 评分增加≥3 分或促熟后进入产程定义为促熟成功。

**12 促宫颈成熟和引产是一回事吗?**

促宫颈成熟的目的是促进宫颈变软、变薄并扩张,降低引产失败率,缩短从引产到分娩的时间。实际上,促宫颈成熟可视作引产的第一步。使用外源性前列腺素促熟者,药物常常具有促宫颈成熟同时诱发宫缩并诱导进入产程的作用,因此难以将促子宫颈成熟和引产截然分开。

**13 哪些因素与促宫颈成熟失败有关?**

促宫颈成熟失败的高危因素包括初产妇、高龄、孕妇高 BMI、巨大儿、促宫颈成熟前 Bishop 评分低、孕周较小或早产等。

**14 是否可在门诊开展促宫颈成熟?**

尽管国外不少医院选择对低危孕妇在门诊进行促宫颈成熟,但关于其安全性尚存在较大争议,因此仍推荐住院治疗的经典模式。

**15 为何不同类型的前列腺素作用于子宫的效果不同?**

前列腺素主要通过与子宫、宫颈的 E 型前列腺素受体结合而发挥促宫颈成熟作用。前列腺素受体存在四种亚型,分布于子宫体和宫颈组织,分别可介导平滑肌收缩和平滑肌松弛。前列腺素受体分布存在差异,$PGE_1$ 和 $PGE_2$ 对受体的亲和力也存在差异,这在一定程度上可以解释为什么米索前列醇能引起比地诺前列酮更强的宫缩。

**16 常用前列腺素疗效有何差异？如何选择？**

目前临床常用的前列腺素是地诺前列酮栓和米索前列醇,两者有多种剂型和使用方法。多数研究认为两者在疗效上不存在绝对优势。米索前列醇的优势在于价格低、易于保存,但剂量增加可能伴随宫缩过频和胎心变化、羊水胎粪污染等产时不良事件。当然,在发生不良反应后,药物也难以去除。

**17 前列腺素 $E_2$ 的不同剂型有何区别？**

商品化的地诺前列酮有不同剂型,包括阴道片剂、宫颈凝胶、阴道栓剂,在不同国家和地区批准用于引产前促宫颈成熟。宫颈凝胶的剂型为每 3 毫升内含 0.5mg 地诺前列酮,通过宫颈导管置入宫颈管内,每 6 小时可重复使用,24 小时内极量为 1.5mg。理论上讲,栓剂的优势在于有网兜可以取出,如果发生宫缩过频,可以直接取药。

**18 地诺前列酮栓促熟分别有哪些优势和缺点？**

严格意义上讲,地诺前列酮栓应称为地诺前列酮控释系统,其优点是24 小时内稳定、小剂量释放,必要时可以取出,且半衰期短,不需严格无菌。其缺点是价格较贵,需要冷藏及冷链输送;与物理方法比较,有宫缩过强导致急产的风险,因此需要规范应用。

**19 中期妊娠引产常用哪些前列腺素？**

综合考虑有效性和经济因素,中期妊娠引产的经典方案是米非司酮配伍米索前列醇。地诺前列酮这一有效成分也可用于中期妊娠引产。在部分国家和地区,20mg 地诺前列酮阴道栓剂可用于妊娠 12～20 周医学终止妊娠或28 周前的胎死宫内引产。在经典方案无效的情况下,地诺前列酮也可以作为一种选择。

**20 地诺前列酮栓的使用孕周有无限制？**

目前,国内批准将地诺前列酮栓用于妊娠满 38 周后的促宫颈成熟。对于妊娠 34～36 周有医学引产指征且子宫颈不成熟者,临床资料相对较少,若无前列腺素使用禁忌,谨慎评估后可以使用。但对于孕周小于 34 周者,目前尚缺乏地诺前列酮栓的应用经验。

**21　应由医生还是助产士来放置前列腺素促熟？**

建议由资深医生评估并由医生放置前列腺素，做好放置记录。

**22　放置前列腺素的最佳场所是哪里？**

最好选择在分娩室或专门设置的催引产观察室置药并监测。对于分娩室床位紧张或缺乏集中监测场所的医疗机构，我们建议在病区治疗室置药。

**23　什么时候放置前列腺素最合理？**

由于在放置地诺前列酮栓后，宫缩通常在 5～7 小时出现，宫缩过频大多发生在 9.5 小时内，因此，清晨置药较为合理。而因为米索前列醇放置常常需要多次，所以在时间选择上难于优化。

**24　放置前列腺素有何技巧？**

如果是米索前列醇片剂，那么放置比较简单。在放置地诺前列酮时，用食指和中指夹住栓剂朝后穹窿方向置入，将栓剂推高一些超过后穹窿，然后横向转 90°使其卡在后穹窿顶部。对于宫颈朝后且宫颈阴道段较长者，此法能较好地固定栓剂，并可将多余的终止带堆积在栓剂下方协助固定栓剂。

**25　如何处理地诺前列酮栓的终止带？**

仅需在阴道口保留足够长度终止带，方便在需要取出栓剂时将其取出即可。若终止带脱出到阴道外，可以将多余部分剪断并丢弃，预防栓剂被意外拉出（比如产妇脱内裤时）。

**26　放置地诺前列酮栓前是否需要常规湿润药栓？**

地诺前列酮栓的基质是一种水溶性凝胶，吸水后膨大 2～3 倍并恒定释放地诺前列酮。因此，置药前无须特别湿润药栓，但对于阴道干涩、阴道分泌物少者，可使用少量水溶性润滑剂以助放置。

**27　放置前列腺素前是否需要常规消毒阴道以减少感染？**

无须消毒阴道；对于分泌物过多者，可适当擦拭阴道，以免药物被分泌物包裹而影响释放。

**28 放置前列腺素前必须行缩宫素激惹试验吗?**

不是。在置药前必须行 30 分钟胎心监护,确保胎儿宫内情况良好。对于可疑胎儿窘迫、羊水过少、胎儿生长受限等需促熟和引产者,我们的经验是先行缩宫素激惹试验评估胎儿宫内储备能力。

**29 已行 OCT 的孕妇,停用缩宫素多久可以放置前列腺素?**

根据缩宫素半衰期,停用缩宫素后至少 30 分钟后再置药。置药前,应核实宫缩和子宫颈成熟度。

**30 放置前列腺素后是否需要制动呢?**

放置地诺前列酮栓后,一般休息 30 分钟左右可下床活动,无须卧床,且可以沐浴,但避免外阴部使用过多的沐浴液或肥皂,以免导致栓剂滑出。在放置米索前列醇后,一般无须制动。

**31 连放置前列腺素后,应何时将孕妇转至产房?**

有条件的医疗机构可在产房设立专门的催引产观察区域,便于集中管理。若在病区置药,临产后可转送至产房,但应考虑临产时机(白天还是晚上)、病区和分娩室转运耗时(距离远近)、宫口开大程度、胎膜有无破裂、是否为经产妇、有无分娩镇痛需求等,适当提前转运,避免急产。

**32 地诺前列酮栓意外脱出怎么办?**

若地诺前列酮栓自行脱落(如掉到地上、便盆或厕所)且被污染,则应丢弃并尽快置入另外一枚新的栓剂;若脱出后未被污染(如掉到干净的床单或内裤子上),该枚药物可再次置入。

**33 地诺前列酮栓放置时间是从第一次置药开始计算吗?**

地诺前列酮栓放置时间通常指药物实际在阴道内停留的累计时间,而不是距第一次置入药物的时间。

**34 如因可疑情况取出了地诺前列酮栓,还可以再放吗?**

我们的经验是如因可疑情况取药,则可将栓剂放置在无菌容器中。若随后证明不应取出,且栓剂放置在干净容器中的时间短于 30 分钟,则可再次置入该枚栓剂;如果栓剂体外放置时间过长,那么即便未被污染亦难以保证药物成分的稳定性和有效性,不建议再使用。

**35　在使用地诺前列酮栓满 24 小时后,若 Bishop 评分仍≤6 分,是否还能继续放置?**

一枚地诺前列酮栓含地诺前列酮 10mg,理论上讲其最高释放剂量是 0.3mg/h,因此,放置 24 小时最多吸收 7.2mg 地诺前列酮。虽然药品存在耗损,但按照药品说明书,不论宫颈成熟与否,栓剂放置满 24 小时均应取出,评估母体和胎儿情况和宫颈成熟度后选择进一步处理方案,不应该继续放置。

**36　如果放置地诺前列酮栓 12 小时后宫颈条件还不成熟,夜里也继续放置吗?**

可以继续放置,但应加强监护。尤其是夜间医护力量相对薄弱,容易忽略患者主诉,应加强患者宣教,尤其是孕妇对伴随症状的了解,及时呼叫医生或护士。

**37　地诺前列酮栓取药多久后可以使用缩宫素?**

对于后续需要使用缩宫素者,在地诺前列酮栓取出后至少 30 分钟后方能使用缩宫素。

**38　如何把握取出前列腺素的时机?**

对于自然破膜、胎儿窘迫等经典指征,毫无疑问应该取出前列腺素。对临产的把握决定了药物能否充分发挥疗效,应结合置药后孕妇的监测地点、医疗人员、医疗机构使用前列腺素的经验等,尽量准确把握取药时机。

**39　放置前列腺素后发生自然破膜是否要立即取出前列腺素?**

如是地诺前列酮栓置药后出现胎膜破裂,应立即取药;如果放置的是米索前列醇,则取药困难,需要加强观察并尽量清除药渣。

**40　取出地诺前列酮栓的关键依据是什么?**

临产是回顾性诊断,需同时具备规律宫缩、宫颈管进行性消失和宫口开大,这也造成了国内外不同医疗机构、指南和说明书对取药指征把握的差异。结合笔者经验,对于初产妇、用药前宫颈评分低、用药后无宫缩过频或胎心变化者,规律宫缩后可短期继续观察,待宫颈成熟度改善后再取药,避免过早取药;对于经产妇、既往有急产史、用药前宫颈评分相对高者,在有规律宫缩后即应取药。

**41　对于足月胎膜早破的孕妇,如何选择缩宫素和前列腺素?**

缩宫素静脉滴注是足月胎膜早破孕妇首选的引产方法;但对于部分宫颈条件不成熟的胎膜早破患者,尤其使用缩宫素效果不佳、破膜 24 小时后无宫缩、宫颈成熟度差者,地诺前列酮栓是可以改善宫颈成熟度和诱发宫缩的手段之一。

**42　胎膜破裂后羊水大量流出是否影响地诺前列酮栓的药效?**

研究证实,地诺前列酮栓无剂量倾泻作用。胎膜早破者用地诺前列酮栓后,地诺前列酮的血药浓度并未增加。但是,若持续有较多阴道流液,可能影响局部药物浓度,更使得药效的可变性增加,也增加了置药期间的观察难度。

**43　足月胎膜早破后多久可以使用前列腺素?**

足月胎膜早破后,24 小时内自然临产的可能性很大。对于宫颈不成熟的足月胎膜早破者,我们的经验是前列腺素的放置至少应推迟至破膜 24 小时后;从管理角度来说,最佳置药时机是在足月胎膜早破发生 24 小时后的清晨。

**44　对于足月胎膜早破的孕妇,放置前列腺素是否会增加感染的风险?**

没有证据表明前列腺素类药物会增加胎膜已破孕妇的感染风险。事实上,在足月胎膜早破后,有效引产、尽早分娩是降低母儿感染风险的最有效手段。

**45　未足月胎膜早破者能否使用前列腺素?**

对于有引产指征且宫颈不成熟的未足月胎膜早破者,前列腺素并非禁忌。但是,有关米索前列醇与地诺前列酮栓在孕 $34\sim36^{+6}$ 周的胎膜早破孕妇中应用的资料较少,需谨慎评估使用。

**46　破膜后要取出地诺前列酮栓与胎膜早破的孕妇能使用地诺前列酮栓是否矛盾?**

不矛盾。胎膜破裂后,内源性前列腺素释放,为避免与外源性前列腺素的叠加作用,应立即取出栓剂。但对于胎膜早破者,尤其破膜 24 小时后无宫缩且宫颈成熟度不佳者,放置地诺前列酮栓是为了促宫颈成熟。

**47　经产妇能否使用前列腺素?**

可以,除有急产史的经产妇及有 3 次以上足月产史者外,经产妇可使用前列腺素。经产妇置药后的监测重点是避免急产,因此在规律宫缩后就应该取药,并做好接产准备。

**48　经产妇如何选择药物和机械法促熟?**

对于经产妇,应综合考虑既往分娩次数、是否早产、产程时间和有无器械助产,本次妊娠年龄、本次妊娠与前次分娩时间间隔,估计胎儿体重与既往分娩胎儿体重差异,以评估急产或梗阻性难产的风险。对于高龄、有急产史、多产次、本次妊娠胎儿偏大、分娩间隔时间短、宫颈评分高的经产妇,更建议选择机械法促熟。

**49　子宫敏感者如何选择促熟方案?**

对于子宫敏感、容易发生宫缩过频或宫缩不协调的孕妇,首选机械法促熟后人工破膜,通过内源性前列腺素和缩宫素释放诱发宫缩。

**50　在使用前列腺素前是否需要进行阴道分泌物检查?**

不需要,前列腺素促熟不增加母胎感染的风险。对怀疑生殖道感染的孕妇,在催引产和促熟前可行阴道分泌物检查,是否需要治疗取决于阴道炎的性质。单纯白带清洁度异常或白细胞升高无特殊病原菌者,无须治疗后促熟。

**51　使用前列腺素前是否必须进行生殖道 B 族链球菌筛查?**

需要药物促熟并非是 B 族链球菌筛查的指征,目前并不推荐普遍进行 B 族链球菌筛查,应结合高危因素和本地区的医疗现状综合决定是否在放置前列腺素前进行 B 族链球菌筛查。

**52　对于 B 族链球菌筛查阳性者,如何选择促熟手段?**

常用的促熟手段分为药物和机械两种;对于 B 族链球菌筛查阳性者,更主张使用前列腺素促熟,因为放置简便,且不易发生下行性感染。

**53　对于阴道炎患者,如何选择促熟手段?**

虽然没有明确证据表明球囊促熟较前列腺素明显增加母胎感染的风险,但放置球囊需暴露宫颈外口、要将球囊放置到宫颈内口上方,可能增加阴道炎患者的感染风险。对于阴道细菌病或 B 族链球菌携带的孕妇,建议使用前列腺素药物促宫颈成熟。

**54 对于 B 族链球菌阳性者,放置前列腺素促熟有什么注意事项?**

对于 B 族链球菌阳性者,应在开始规律宫缩时预防性给予抗生素。

**55 对置入地诺前列酮栓满 24 小时还未临产者,应如何处理?**

对于地诺前列酮栓放置 24 小时后仍未临产者,应结合母体和胎儿情况和宫颈成熟度综合评估是否需要继续促熟或引产。若宫颈成熟,可考虑人工破膜后静滴缩宫素;若宫颈不成熟,则可行第二疗程促熟。此外,对于部分母体和胎儿情况良好的孕妇,休息一段时间后再进一步处理也是合理的选择之一。

**56 羊水过少者能否使用前列腺素?**

羊水过少并非是使用前列腺素的禁忌,但应个体化评估,谨慎使用。羊水过少者由于羊水的缓冲作用减弱,所以在分娩过程中容易出现胎儿窘迫,且容易对缩宫素不敏感。由于前列腺素存在诱发宫缩过频伴胎心异常的风险,所以对于宫颈不成熟的羊水过少者,建议先行缩宫素激惹试验评估胎儿储备能力良好后再行药物促熟。

**57 羊水过多者能否使用前列腺素?**

羊水过多并非是使用前列腺素的禁忌,但应个体化评估,谨慎使用。对于羊水过多者,置药期间若发生宫缩过频,可能增加胎膜破裂及伴随的脐带脱垂的风险。此外,胎膜破裂后,宫腔压力骤降,亦增加发生胎盘早剥和羊水栓塞的风险。

**58 前列腺素诱发的宫缩特点是什么?**

前列腺素置药后易诱发细小且频繁的宫缩,发生宫缩过强的风险也较机械性促熟手段增加,需在促熟期间严密观察宫缩强度、频率以及胎心情况。

**59 新的胎心监护指南已取消宫缩过强这一术语,在放置前列腺素后是否无须关注宫缩强度?**

不是,术语的调整是为了学术上的统一。对于置药后宫缩持续时间≥90秒者,处理同宫缩过频,应结合胎心情况、阴道检查宫颈成熟度和宫口开大情况决定取药还是调整药物位置。

**60 孕妇已经有规律宫缩,但是宫颈还不成熟,能否使用前列腺素?**

已有规律宫缩或正在使用缩宫素者,为前列腺素使用禁忌。

**61 放置前列腺素后如何观察宫缩情况?**

应采用电子胎心监护加强监测,此外,还应注意腹部触诊核实宫缩频率和强度,尤其对于经产妇、腹壁厚、羊水多,或监护提示无宫缩但主诉腹痛、腰痛的孕妇。对于药物促熟后急产、短期开全者,应回顾性分析产程和宫缩监护,积累药物促熟的宫缩管理经验。对于使用地诺前列酮栓促熟者,避免过早取出药物导致引产失败或过迟取出药物导致宫缩过频。

**62 前列腺素置药后,孕妇出现细小且频繁的宫缩,但是胎心监护正常,是否继续置药?**

前列腺素置药后出现药物性宫缩,如胎心正常,在加强胎心监护和阴道检查的基础上可继续放置;如胎心监护发现异常,应及时取出药物。

**63 地诺前列酮栓置药后,若出现宫缩过频,如何处理? 如宫颈成熟度不够且孕妇无痛感,是否需要取药?**

一旦出现宫缩过频,应持续监护胎心情况、阴道检查宫颈成熟度和宫口开大情况,以决定调整或取出药物。我们的经验是如宫颈成熟度不够且孕妇无疼痛感,胎心正常,则可将药物向外牵拉至阴道下 1/3 段继续置药,待宫缩缓解或消失后再放回阴道后穹窿。如宫缩过频伴胎心异常,应直接取药。

**64 由于宫缩过频取出地诺前列酮栓后,宫缩通常多久消失?**

在取出地诺前列酮栓后,宫缩过频消失的中位数时间为 8.5 分钟。一般认为,若取药后 5～10 分钟,宫缩仍未缓解,那么需要使用宫缩抑制剂。

**65 前列腺素是否会引起产妇发烧？发烧的原因是什么？如何控制？体温超过多少摄氏度需要取药？**

前列腺素会引起产妇发烧。其原因可能是前列腺素通过调节体温中枢的体温调定点上移引起母体发热，但体温通常不超过 38℃。如果产妇发热程度较轻，无其他的伴随症状，则可继续置药，给予物理降温，监测母儿情况。如果产妇体温升高明显，建议取出药物，应警惕产时感染。

**66 米索前列醇用于妊娠晚期促熟时，应该怎么用？**

目前，不建议常规使用直肠、颊黏膜、舌下或口服米索前列醇这些给药途径。首选阴道给药，每次阴道放药剂量为 $25\mu g$；如 6 小时后仍无宫缩，可重复使用，每日总量不超过 $50\mu g$。

**67 如何预防在米索前列醇促熟期间发生宫缩过频？**

放药时不要将药物压成碎片，重复使用米索前列醇前应行阴道检查排除前次药物未溶化和吸收的情况，置药间隔至少 6 小时。

**68 若在使用米索前列醇后发生宫缩过频，如何处理？**

一旦出现宫缩过频，应立即进行阴道检查，取出残留药物。由于米索前列醇的半衰期较长，且残留药物不易取干净，所以可考虑尽早使用宫缩抑制剂。

**69 前列腺素使用后发生宫缩过频时，如何选择宫缩抑制剂？**

首选特普他林 0.25mg 皮下注射，或静脉注射硝酸甘油 $50\mu g$（静推时间超过 $2\sim3$ 分钟）。虽然硫酸镁目前不作为宫缩抑制剂使用，但短期快速静推硫酸镁具有抑制宫缩的效果，在短期无法快速获得其他宫缩抑制剂时，可使用硫酸镁。

**70 对于宫颈不成熟的剖宫产术后再次妊娠阴道分娩者，选择何种促熟手段更合适？**

对于剖宫产术后再次妊娠尝试阴道分娩者，应科学评估促熟手段。引产前，评估前次剖宫产的一切相关情况、目前母儿状态、孕周、头盆关系及宫颈条件，判断是否具备试产的重要条件。各国指南均认为，机械性促熟可以较前列腺素促熟显著降低子宫破裂的风险。国内专家共识推荐，对于具备试产条件且宫颈不成熟者，首选球囊促熟，并将瘢痕子宫妊娠列为前列腺素制剂引产的禁忌。

**71　瘢痕子宫可以使用前列腺素促熟吗？**

尽管基于少数研究，加拿大和英国指南认为在充分评估母儿情况并告知风险的情况可谨慎使用前列腺素。但各国指南均认为机械性引产手段较前列腺素药物引产显著降低子宫破裂的风险。我国引产指南将瘢痕子宫妊娠作为前列腺素制剂引产的禁忌。

**72　药物法与机械法相比，哪种促熟方法更优？**

药物促熟和机械法促熟的机制不同，由于试验设计（尤其纳入标准）的差异，所以无法单纯评价两者疗效的优劣。但是较为肯定的是，前列腺素促熟发生宫缩过频的风险增加，但宫颈条件改善明显；而机械法促熟发生感染的风险增加，临床使用时需结合具体病情选择。

**73　什么时间段最适合放置球囊促熟？**

球囊放置 12 小时促宫颈成熟的效果最好，故选择在晚间睡前放置较为恰当，且该方法引起的宫缩过频风险低。

**74　如球囊在放置期间未脱落，那么在放置 12 小时后必须取出吗？**

有小样本研究认为，延长球囊取出时间并加用缩宫素，可提高 24 小时内阴道分娩率。昆士兰引产指南指出，球囊应在放置后 12 小时取出，放置时间最长不超过 18 小时。虽然球囊放置超过 12 小时没有绝对禁忌，但通常建议12 小时取出球囊，并根据促熟效果选择后续干预，以避免增加不必要的感染风险，而非单纯依靠延长球囊放置时间来提升促熟效果。

**75　球囊注水越多，促熟效果越好吗？**

不是。目前没有专门比较不同类型球囊（包括 Foley 导尿管、单球囊导管和双球囊导管）之间促熟或引产效果的研究，包括从放置球囊到分娩时间、剖宫产率及母胎并发症率等，更无球囊注水差异促熟效果的比较研究。建议按照球囊规格和使用说明选择相应容量，对于使用 Foley 导尿管者，大容量（60～80mL）或小容量（30mL）均可使用。

**76　放置球囊后施加重物牵引是否可以提升促熟效果？**

不是。有研究指出，施加重物牵引可能缩短导管脱落的时间，但并未缩短放置球囊至分娩的时间，也缺乏牵引增加分娩率或改善促熟效果的证据。

因此,不建议常规施加重物牵引,因为牵引可能增加孕妇下坠、腹痛等不适感,且施重后导致对孕妇活动的限制。当然,在特殊孕妇,如前置胎盘中期妊娠引产宫缩发动后发生阴道出血者,放置球囊并施加重物牵引不仅可起到压迫胎盘边缘局部止血的作用,而且有助于短期内开大宫口娩出胎儿。

### 77 球囊促熟后先滴缩宫素还是先人工破膜?

球囊导管脱落或取出后应行阴道检查,如先露已衔接,可行人工破膜;如先露未衔接或破膜困难,可静滴缩宫素,4～6 小时后再次评估是否需要人工破膜。

### 78 球囊促熟后人工破膜如何避免脐带脱垂?

由于球囊可能会上推胎先露,导致胎头不衔接甚至胎位异常,所以人工破膜前一定要确认头先露且衔接良好,对于羊水多、胎儿小、腹壁松、胎位不固定或取出球囊后先露高浮者,可通过超声评估有无脐带先露或隐性脐带脱垂,避免不恰当的人工破膜导致脐带脱垂。

### 79 球囊促熟是否可能导致宫缩过频?

球囊促熟存在发生宫缩过频的风险,但该风险显著小于药物促熟者。对于放置球囊后出现宫缩过频者,在确保母体和胎儿安全的前提下,可通过减小球囊容量缓解宫缩。对于持续宫缩过频者,应取出球囊并注意排除胎盘早剥。

### 80 如何降低球囊促熟时产妇感染的风险?

球囊放置前,应排除细菌性阴道病和 B 组链球菌携带;球囊放置过程中注意无菌操作,球囊导管进入宫腔的部分避免接触阴道壁;促熟过程中如果出现发热,应取出球囊;对于产程中发热,应行持续胎心监护和血常规检查,如果怀疑羊膜腔感染,则需静脉给予抗生素,并尽快结束分娩。

### 81 放置球囊促熟后出现阴道流血该如何处理?

在放置球囊过程中,可能出现宫颈糜烂面出血或宫颈小血管破裂出血。在发生出血时,可以用小纱布压迫宫颈。大多数情况下,出血会很快停止。若为持续性出血,则需要取出球囊,待出血停止后改用其他方法促宫颈成熟。若出现较多阴道流血,要排除低置胎盘和胎盘早剥,持续胎心监护,必要时急诊剖宫产分娩。

**82　机械法促熟后疼痛有什么特点？**

球囊促熟引起的疼痛为持续性胀痛，与机械性扩张宫颈有关；而宫缩疼痛为阵发性，常伴有腰酸。大多数情况下，疼痛不影响继续使用球囊促熟；仅在少数情况下需要取出球囊。

**83　一种促熟方法失败后，可否改用机械法或其他方法促熟？**

可以。如对于 1 个疗程地诺前列酮栓促熟后宫颈仍不成熟者，在确认母胎安全的前提下，可酌情给予第 2 个疗程的地诺前列酮栓或米索前列醇，亦可选择机械法促熟。

**84　若球囊促熟失败，则后续的处理方案是什么？**

若球囊促熟后宫颈成熟度仍不佳，且母体和胎儿情况良好，则在排除禁忌后可行第 2 个疗程促宫颈成熟。昆士兰引产指南指出，可选择前列腺素或再次放置球囊。鉴于尚不明确重复阴道操作和球囊放置是否增加绒毛膜羊膜炎的发生风险，我们建议慎重选择第 2 次放置球囊。

**85　地诺前列酮栓最多可以放置几枚？**

临床研究中有使用第 2 枚地诺前列酮栓的报道。但是，地诺前列酮栓目前在我国未获得重复置入的批准，故属于超说明书用药。

**86　地诺前列酮栓促熟失败者，可否再次放置？**

对于 1 个疗程前列腺素后宫颈仍不成熟且未诱发宫缩者，尤其对于无法人工破膜、存在机械促熟禁忌证或机械促熟操作困难者，可考虑放置第 2 枚地诺前列酮栓。此外，再次置药时间间隔最好大于 24 小时。

**87　对于宫颈不成熟的孕妇，如无机械法或药物促熟的禁忌，首先选择球囊还是前列腺素促熟？**

对于此类患者促熟疗效的评价，目前尚缺乏随机对照研究，无法单纯评价两者的优劣。如无禁忌，可根据医疗机构可获得的药品或器材，选择本单位更有经验和熟练使用的促熟方案。

**88　对于 Bishop 评分＜3 分的宫颈极不成熟病例,前列腺素和球囊促熟哪种方式更合适?**

对于此类患者,应个体化评估。宫颈评分低者,促熟至分娩时间延长,需要第 2 个疗程促熟的可能性增加,促熟失败或剖宫产的风险亦增加。理论上,多次阴道检查或操作伴随感染的风险增加。

**89　如需序贯使用不同促熟手段,有先后顺序吗?**

对于需要序贯促熟的孕妇,难于进行随机对照研究,缺乏不同序贯方案的疗效比较。昆士兰指南指出,在促熟后无法人工破膜的情况下,例如:球囊促熟失败后,可使用地诺前列酮或再放置球囊;地诺前列酮促熟失败后,可考虑第 2 个疗程的地诺前列酮或放置球囊。我们的经验是,对于阴道深、宫颈明显朝后的宫颈不成熟孕妇,阴道操作困难,可先选择药物促熟;对于肥胖孕妇,有研究表明催引产时间延长且对缩宫素等药物敏感性下降,长时间的催引产增加感染风险和产程中剖宫产后切口感染继发愈合不良的风险,也可先选择药物促熟。

**90　能否联合使用球囊和前列腺素以提升促熟疗效呢?**

关于联合促熟的研究较少,且需考虑费效比。因此,联合促熟的研究基本集中在使用球囊联合米索前列醇促熟。总体认为,联合促熟并没有影响总的剖宫产率,但增加了观察难度和母胎风险。因此,在没有证据明确疗效的前提下,我们不建议同时使用球囊和前列腺素。

**91　放置球囊后发生胎膜早破是否需取出球囊?**

建议取出。大部分医生立即取出球囊;也有一些医生会将促宫颈成熟的时间限制在 12 小时内。目前,尚未就这种情况的最佳处理方法达成完全共识,但部分促宫颈成熟球囊的商品说明书中指出,胎膜破裂是置入球囊的禁忌证,也是取出球囊的指征。因此,在未证实胎膜破裂后继续放置球囊有明确受益前,为避免不必要的纠纷,建议发生胎膜早破后及时取出球囊。

**92　胎膜破裂患者不能使用球囊引产吗?**

非绝对禁忌,对胎膜早破的妇女是否能选择机械法促熟,目前尚无定论;但球囊说明书指出,胎膜破裂是球囊放置的禁忌证。目前,法国的一项注册临床研究 RUBAPRO 研究(NCT03310333)招募足月胎膜早破且宫颈不成熟的孕妇,在胎膜破裂后 12～24 小时随机分配至 Cook 双球囊组和地诺前列酮栓组(放置 24 小时),以期比较两者促熟效果和分娩结局是否存在差异。现阶段,我们仍不建议对胎膜早破患者选择球囊促熟。

**93　球囊促熟过程中孕妇发烧如何处理?**

目前的证据认为,球囊与前列腺素相比并未增加绒毛膜羊膜炎、子宫内膜炎以及母儿感染并发症的发生率。但不可否认的是,放置球囊的操作过程存在感染的风险,且球囊(尤其大容量球囊)存在一定的剥膜效果,阴道定植菌上行传播可能增加感染的风险。因此,对放置球囊后低热者应监测感染指标,使用抗生素预防感染;若体温超过 38℃,应及时取出球囊,必要时尽早终止妊娠。

**94　对促熟后宫颈成熟且无宫缩者,首选人工破膜还是缩宫素催产?**

由于人工破膜后能使先露下降紧贴宫颈,反射性引起内源性缩宫素释放,加速产程,所以宫颈成熟后,若先露已衔接,羊膜鼓出明显,则在排除人工破膜禁忌后首选人工破膜。

**95　人工破膜后多久开始使用缩宫素?**

并无定论。国外指南认为,破膜后排除胎心或羊水异常,建议立即使用缩宫素。《中华妇产科学》[①]指出,破膜后一般 1～2 小时出现宫缩,2 小时无有效宫缩应静滴缩宫素。我们的经验是,对于经产妇、头盆条件好的孕妇,破膜后至少观察半小时,确保无宫缩或宫缩弱,方可使用缩宫素,且小剂量上调,避免宫缩过频、急产等产时不良事件的发生,并强调在缩宫素使用过程中根据宫缩情况调整缩宫素的滴速。

**96　子痫前期患者使用前列腺素促熟有什么注意事项?**

前列腺素的心血管及神经系统反应(包括头痛、低血压)一般可在短期内缓解,需注意与子痫前期的神经系统症状鉴别。此外,子痫前期存在慢性子宫胎盘缺血等病理改变,在药物促熟引起宫缩过频时,应更为积极干预,避免胎儿窘迫和胎盘早剥的发生。

---

① 曹泽毅.中华妇产科学[M].第 3 版.北京:人民卫生出版社,2014.

**97　子痫前期催引产过程中是否能使用硫酸镁？**

能。引产和产时可以持续使用硫酸镁,尤其对于重度子痫前期。硫酸镁静脉用药负荷剂量为 $4\sim6g$,溶于 $10\%$ 葡萄糖溶液 20mL 静脉推注 $15\sim20min$,或溶于 $5\%$ 葡萄糖溶液 100mL 快速静脉滴注,继而 $1\sim2g/h$ 静脉滴注维持。

**98　妊娠期高血压患者妊娠 37 周引产失败怎么办？**

个体化处理。如病情稳定,母儿情况允许,则可启动第 2 个疗程促熟或引产。若既不能短时间内阴道分娩,又存在病情加重,则可放宽指征行剖宫产终止妊娠。

**99　胎儿生长受限者如何选择促熟或引产？**

胎儿生长受限并非剖宫产的绝对指征,对于胎儿监护情况良好,无羊水量、多普勒异常者,可于妊娠 37 周后限期分娩,且常需促宫颈成熟。对于此类患者,促熟前建议先行 OCT 评估胎儿宫内情况。

**100　从人员安排角度,如何提高催引产安全系数？**

首先,负责催引产的医护人员应有资质,接受过相关知识技能的培训和继续教育。其次,保证合理的护士或助产士与产妇比例,在人员配置不足时,应推迟引产或暂缓催产工作。在病区置药促熟者,同一个时间段控制使用前列腺素促熟的个案数。第三,尽量避免节假日择期引产,或在交接班时置药促熟。

# 缩略词表

| 英文缩写 | 英文全称 | 中文全称 |
|---|---|---|
| ACEI | angiotensin converting enzyme inhibitor | 血管紧张素转化酶抑制剂 |
| ACOG | The American College of Obstetricians and Gynecologists | 美国妇产科医师协会 |
| AFE | amniotic fluid embolism | 羊水栓塞 |
| AFI | amniotic fluid index | 羊水指数 |
| ARB | angiotensin Ⅱ receptor blocker | 血管紧张素Ⅱ受体阻滞剂 |
| ARFIE | acoustic radiation force impulse elastography | 声辐射力脉冲弹性成像技术 |
| BMI | body mass index | 体重指数 |
| CDA | Canadian Diabetes Association | 加拿大糖尿病协会 |
| CL | cervical length | 宫颈长度 |
| COX | cyclooxygenase | 环氧化酶 |
| CST | contraction stimulate test | 宫缩刺激试验 |
| DCDA | dichorionic diamniotic | 双绒毛膜双羊膜囊 |
| DHEAS | dehydroepiandrosterone sulfate | 硫酸脱氢表雄酮 |
| DIC | disseminated intravascular coagulation | 弥散性血管内凝血 |
| DKA | diabetic ketoacidosis | 糖尿病酮症酸中毒 |
| EFM | electronic fetal monitoring | 电子胎心监护 |
| EP | E prostanoid receptor | E 型前列腺素受体 |
| ERCS | elective repeat cesarean section | 选择性再次剖宫产 |
| FFN | fibronectin | 纤维连接蛋白 |
| FGR | fetal growth restriction | 胎儿生长受限 |
| GBS | group B streptococcus | B 族链球菌 |
| GDM | gestational diabetes mellitus | 妊娠期糖尿病 |
| HELLP 综合征 | Hemolysis, elevated enzymes and low platelets syndrome | 溶血、肝酶升高和血小板降低综合征 |
| HPA | hypothalamic-pituitary-adrenal | 下丘脑-垂体-肾上腺 |

续 表

| 英文缩写 | 英文全称 | 中文全称 |
| --- | --- | --- |
| ICP | intrahepatic cholestasis of pregnancy | 妊娠期肝内胆汁淤积 |
| ICU | intensive care unit | 重症监护病房 |
| IGFBP-1 | insulin-like growth factor-binding protein-1 | 胰岛素样生长因子结合蛋白-1 |
| MCDA | monochorionic diamniotic | 单绒毛膜双羊膜囊 |
| MCP-1 | monocyte chemoattractant protein 1 | 单核细胞趋化蛋白 1 |
| MMP | matrix metalloproteinase | 基质金属蛋白酶 |
| NICHD | National Institute of Child Health and Human Development | 美国国立儿童健康与人类发育研究所 |
| NICU | neonatal intensive care unit | 新生儿重症监护病房 |
| NST | non-stress test | 无应激试验 |
| OCT | oxytocin challenge test | 缩宫素激惹试验 |
| OTR | oxytocin receptor | 缩宫素受体 |
| PG | prostaglandin | 前列腺素 |
| PGDH | prostaglandin dehydrogenase | 前列腺素脱氢酶 |
| PGDM | pre-gestational diabetes mellitus | 孕前糖尿病 |
| $PGE_1$ | prostaglandins $E_1$ | 前列腺素 $E_1$ |
| $PGE_2$ | prostaglandins $E_2$ | 前列腺素 $E_2$ |
| PGHS | prostaglandin H synthase | 前列腺素 H 合成酶 |
| $PLA_2$ | phospholipase $A_2$ | 磷脂酶 $A_2$ |
| PPROM | preterm premature rupture of membrane | 未足月胎膜早破 |
| PR | progesterone receptor | 孕激素受体 |
| PROBAST | prediction study risk of bias assessment tool | 偏倚风险评估工具 |
| PROM | premature rupture of membrane | 胎膜早破 |
| RCOG | Royal College of Obstetricians and Gynaecologists | 英国皇家妇产科学会 |
| RCT | randomized controlled trial | 随机对照研究 |
| RTE | real-time tissue elastography | 实时组织弹性成像技术 |
| SFP | Society of Family Planning | 美国计划生育学会 |

| 英文缩写 | 英文全称 | 中文全称 |
|---|---|---|
| SGA | small for gestation age | 小于胎龄儿 |
| SMFM | Society for Maternal-Fetal Medicine | 美国母胎医学会 |
| SOGC | Society of Obstetricians and Gynaecologists of Canada | 加拿大妇产科医师协会 |
| SR | strain ratio | 应变率 |
| SWS | shear wave speed | 剪切波速 |
| TIMP | tissue inhibitors of metalloproteinases | 金属蛋白酶组织抑制剂 |
| TOLAC | trial of labor after cesarean delivery | 剖宫产术后阴道试产 |
| TVU CL | transvaginal ultrasound cervical length | 经阴道超声测量宫颈长度 |
| UE | ultrasound elastography | 超声弹性成像技术 |
| USWE | ultrasonic shear wave elastography | 超声剪切波弹性成像技术 |

# 索　引